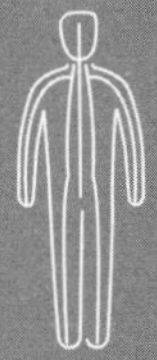

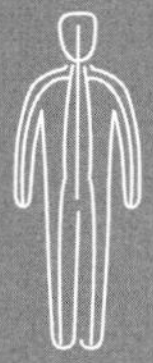

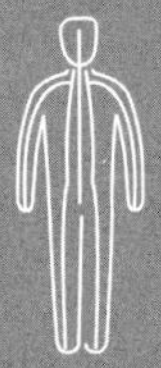

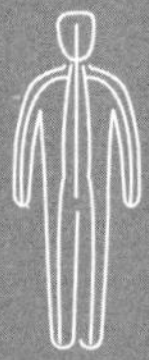

｜增修新版｜

疼痛的隱喻

Dis-moi où tu as mal, je te dirai pourquoi

透視疾病背後的情緒、壓力與痛苦

Michel Odoul
米歇爾・歐杜爾——著

劉允華——譯

推薦序

吳姵瑩　愛心理諮商所所長

從事心理工作的經驗裡，我向來都關注個案與學生的身體訊息，也總是關注他們語言之外的非語言訊息，因為大腦與意識的運作最容易掩蓋實相。

我們在生命的歷程裡總會遇到一些讓我們痛苦或者難以面對的事件，可能是失落或是生存的恐懼等等，因為經驗的情緒太強烈，人的意識總是最容易讓我們在不願意面對創傷時，選擇逃避或忽略，或者習慣性將專注力放在安全的地方，例如讓工作成了生存的依據，也成為逃避的堡壘，我們在工作上獲得成就與肯定，卻也在心靈上，甚至關係相處上再次失落，然後我們再度埋頭於工作，讓生命不斷在痛苦與逃避的迴圈中，直到失去工作，才深覺無法再逃避。

我們阻斷了痛苦，也阻斷了快樂，同時生命不斷失落，往往因為一次重大事件，讓我們決定不再痛苦，用意識封閉我們感受的能力，不去想、不去聽、不去接觸，所以我總是遇到理智的人，告訴我他們已經放下了，但我卻看到他們神情裡的複雜與糾結。非語言訊息的焦慮，或者情感性疾患與身體上的病症，在在都顯示他們正承受巨大且難以釋放的悲傷，正渴望被當事人體認到。

感謝本書作者的用心，我很喜歡作者比擬每個人的軀體像馬車走在生命之道上，我們的意識如同駕駛車夫，馬匹象徵情緒，車體則象徵身體，車上乘客則是內在主宰，而生命有時的迷路或犯錯，都是生命之路將有的安排。我們如何帶著覺知走向生命終點，車夫需要學會與馬匹、車體和乘客和諧相處，感受、感謝與尊重他們的存在，並認真地體認來自情緒或身體的訊息，才不會又一次次邁向錯誤的路程而懊悔不已。

本書也提供各部位身體的象徵訊息，值得忙碌生活的現代人細細省思，去看見身體呈現的疼痛，即使是肩膀痠痛或是發燒的症狀，都是在提醒我們該傾聽自己，唯有我們清楚地把自己愛回來，才能在自己的人生路上感受自由與安在。

推薦序

許瑞云 身心靈系列暢銷書作家、心能量管理中心執行長

本書作者是位法國人，讀了前兩章就讓我感到驚豔，作者對於東方的佛道哲理及中醫的陰陽五行概念有相當的研究與認識，並且把東西方哲學理念做了極佳的詮釋與融合，例如以駕駛馬車為譬喻，讓讀者了解身體和生命的能量如何運作，深入淺出的說明，讓讀者易讀易懂。第三章之後開始切入主題，先是詳述身體結構、器官、系統等不同部位一旦出現問題或產生阻塞的時候，身體會用什麼方式、傳達出什麼樣的訊息，好讓我們注意到，進而可以與身體對話，同時正確解讀身體所發送的訊息。

今日有關身心靈療法的書籍如雨後春筍大量出版，但露易絲．賀[1]女士所寫的系列叢書，則是我最初接觸深入探討身心靈療法時的啟蒙書籍。本書很難得地整合了東西方的哲理、能量學，以及作者本身的諮商經驗，書中分享了許多精彩的案例，如果讀者的身體有特定部位感到不適，或是對自己的某些行為覺得不解，書中有不少可以借鏡參考的反思和案例，值得一讀。

臨床上，我有不少經驗與發現和作者相似，但正如書中所說：「無人能說明你的病痛代表什麼，我們只能給你一些反思的方向，和病痛可能的象徵，但這些精確意義並不是對所有人都有效。」每個人都有自己的生命歷史，無法概化。例如我的臨床經驗對於陰陽（父性、母性）與身體相對應的偏側性，就與作者剛好相反。我的臨床經驗在於如果一個人身體的右邊能量卡住，經常與陽性能量有關，而左邊能量卡住的話，則與陰性能量有關。

不同身體部位產生的不適反應和痛苦，都能為我們的生命帶來擴展和學習的機會，本書提供讀者一些反思的方向，導引我們更深入的去了解生病的因由。唯有改變了因，才能轉化結果，進而對治身體的疾病，真能做到這樣，我們每個人都可以是自己最好的療癒師。

---

1 Louis L.Hay，被譽為「自我療癒的第一夫人」，著有多本身心靈著作。

推薦序

楊紹民　楊紹民心靈自然診所院長

這是一本值得醫者跟病家（一般人稱為病患）看的好書。也許您對一開始的道家名詞不是很熟悉，也許書中的邏輯推理，對於不曾接觸過相關理論的朋友有點吃力。但是鼓勵您花點時間理解看看，也許會為您的健康帶來新的契機！

身為執業廿多年的臨床醫師，從身心科專科醫師到自然醫學醫師課程的學習，加上十多年來能量醫學與心靈醫療的鑽研，以及抗老化醫學與營養學碩士班的研究，對於書上所提出的觀點與資訊，許多部分都已經是我的生活與工作中習以為常的事情。例如，許多來診所接受癌症輔助療法的朋友，如果家人可以配合參與身心靈整合形式的家族諮商，解決病家在家庭中的未竟事宜，免疫力通常會有大幅度的提升：一位得胰臟頭癌引起十二指腸出血的女士，在家庭諮商後，從每週輸血變成不須輸血。另一位得肺腺癌的老闆，在情緒療癒後，肺部的病灶快速消退。另外一位末期癌症的媽媽，體力還恢復到跟孩子們去日本遊玩。包括一位教育界人士，在釋放完原生家庭的失落之後，長達半年難解的坐骨神經痛，竟然大幅度改善。還有一位被診斷罹患恐慌症的事業家，只是學會向老天爺抗議，當場就發現原來許多症狀都是長年情緒壓抑的產物。

國外的科學家已經發現，心靈療法（如正念療法）、靜心、舞蹈、音樂……許許多多自然醫學的方法，如果執行得當（包括釋放壓抑的負面情緒），都可以增加腦內啡、血清素，以及與抗發炎、抗癌相關的細胞激素如介白素6等都會大幅度提高。

了解疾病與症狀，我們的生命將變得更為健康、更為完整！

推薦序

泰瑞・麥迪斯基[2]

對西方醫學來說，某些基因特質能預見特定疾病。這種致病因子可能是天生的（人體白細胞抗原）或後天的（染色體變異）。但以東方觀點來看，疾病見證了生命歷程中的阻礙，意識受到產生疾病的能量干擾，藉此向我們傳達出某種羈絆正在全速發展的訊息。

但其實，東西方兩種視野並非水火不容。例如我們知道在老鼠身上，緊張的經驗能使染色體產生轉變，這就是為什麼在具有完全相同基因特質的兩個人之間，有一位會罹患疾病，而另一位卻能保持健康。

透過理解引發疾病的心理機制來幫助身體恢復健康，（在這預算緊縮的年代裡）或許比落入複雜又危險的「基因改造」議題中，還要來得簡單，且更實惠、更有邏輯。

針對這個主題，米歇爾・歐杜爾的書，想必能提供尋求解讀身體語言的人們，一本完美的實務手冊。或許在閱讀時，我們能學習到不再將疾病視為偶然或厄運，而是來自我們的意識與內在主宰的一則訊息。或許我們能夠挖掘出在痛苦背後「被創造出來的病痛」，並且幫助我們成長。

透過道家闡述，作者為我們清晰解說了宏觀與微觀的心理能量機制，也引導我們根據身體病徵的位置來發掘背後的意義，更提供我們與偏向病徵等難解問題有關的經驗成果。這個龐大的主題，或許也因為被東西方彼此矛盾的結論所影響，所以長久以來不曾有太多人關注。本書提供的答案中，能啟發我面對疾病時的經驗，同樣地，它也能在臨床醫療上提供珍貴的引導。我認為它既正確也符合西方傳統的觀點，就如安妮克·德蘇珊奈[3]所指出的那樣。

然而，這觀點是有代價的。生命雖然會因此顯得更有意義，但我們也必須為成長、得到自由負起責任，拒絕讓自己躲在強大的「拯救者—治療者」——也就是醫師的背後。

對於除了把人類視為如機械般簡單之外，還希望能引導每條生命理解並實現各自意義的醫師們來說，這本書也許會有用。就像21世紀的重大目標在於與對立面的和解，或許我們也能夢想有一天，對抗療法、順勢療法、針灸、身心醫學與東方醫學（或至少是在它們潛在的哲學原則中）能夠和諧並存。

---

2 Thierry Médynski，順勢療法與身心醫學醫師，也是 Montorgueil 出版社出版的《精神分析與世界秩序》（*Psychanalyse et ordre mondial*）一書的共同作者。

3 Annick de Souzenelle，精神分析治療師，受榮格學派啟發，著作極多，主題圍繞在神學、靈性與心理治療等。

獻給那位在我們活著、呼吸著生命時，
懂得啟發我們的內在主宰。

敬告讀者

本書所有引用範例皆為真實案例。但基於匿名理由，人物僅保有名字（first name），並皆已更改。任何同名並有同樣情況的人，即表示本書內容的正確性，但與書中案例無關。

Contents

第二部分　如何連結我們身上的事物？

第三部分　身體的象徵訊息

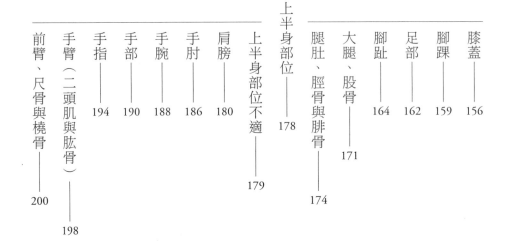

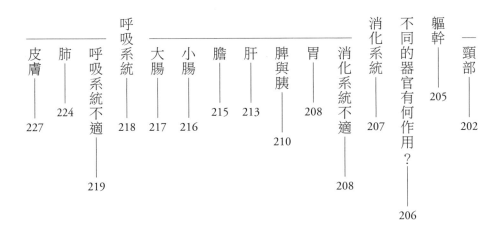

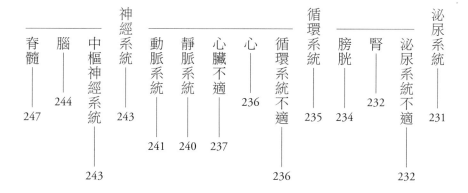

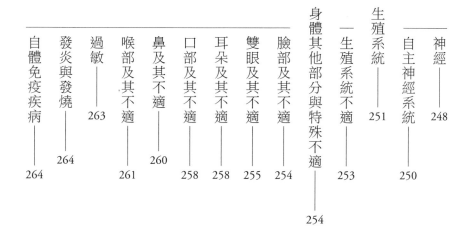

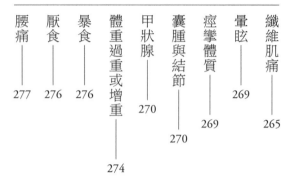

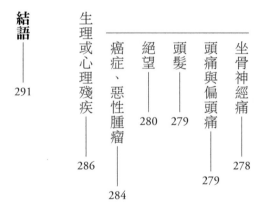

「任何人能夠給你的啟發，

其實都已經在你知識的曙光中半睡半醒。」

——《先知》／紀伯倫

前言

「我們活在摩登年代。」70年代一位廣播主持人曾經說過。我們活在一個溝通以及溝通工具未曾如此進步、強大而「優秀」的時代。現代人的形象就像個「活力充沛的經理人」，桌上有著有線或無線電話、iPhone、掌上型與桌上型電腦，這些配備代表著能與全世界即時溝通的能力。

然而，這幅景象並非如此理想。事實上很多時候，這種溝通是空洞的，只能維持表面的幻象。這些東西全都只是多餘的冗物，用來補償我們無力於進行真正的交流。它們讓我們一次又一次的製造出更多假象，或讓我們超越對他人的恐懼。只須觀察簡訊或電子郵件等令人驚懼的成功，便足以相信。

如今，我們的生活方式、盛極一時又無所不在的媒體、物質主義與消費陷阱、及永無休止地加速的日常生活，皆促使我們逐漸把生活與存在、生活與動盪、生活與狂亂等事混為一談。但這一切其實也都是由於我們的默許，甚至是我們的要求，才能成真。永遠要更多，永遠要更快，但這一切是為了什麼呢？難道只是為了在某天醒來，無論我們處於什麼年紀、狀態是生病或抑鬱，好確認自己渡過了時間，渡過了生命？

我們的社會、教育和某種天賦，促使我們尋求對慾望的滿足。我們因此學習去經營、掌握、主宰、擁有或溝通。這種盲目鑽營，讓我們每天都離自己更遠一些，掏空我們的本質。只有在死亡或疾病面前，才讓我們不得不去面對自己。

我們在鏡子裡發現這個悲傷的人是誰？這具身體讓我們感到不適時，事實上代表著什麼？在床上躺著的這個陌生存在又是什麼？這個存在，是我們第一個，也是唯一一個真正的傾吐對象。我們從未真正說過話，或花時間去認識的那一個人，正是我們自己！這個發現是如此令人難以忍受。我們要求醫生竭盡全力減輕這些不該出現在人生中的苦難，然而這些病痛，其實只是生命與身體向我們拋出的絕望吶喊。這是警告信號，是我們身心失去平衡的證言，但我們無法聽見，更別說去了解它們了。

而這本書則企圖重新打開我們的耳朵，暫時修復這種缺失。

我們將會把人類重新安置在生活品質及生命整體當中。我們將會研究這齣名為「生活」的非凡戲局和它藉以運作的依據與規則。最後我們將會學習認識理解我們的痛苦、緊張和所受的罪，好完整地接收訊息並應對改變。

在多年的能量鑽研，特別是有了豐富的指壓經驗後，我可以觀察到，我們每個人的身體在何時向我們訴說（或吶喊）出自我深處真正受苦的所在。我們深層的真實、我們的無意識、我們的心靈、我們（各有選擇）的靈魂，一直向我們透露著有什麼地方不對勁。但我們不去聽也聽不見，這是為什麼呢？

我們的「耳聾」有兩個原因。

首先我們沒有能力，或不想去傾聽那些向我們傳來的「自然」訊息（夢、直覺、預感、感官知覺等）。於是它們必須變得越來越強而有力（疾病、意外、衝突、死亡等），好讓我們能聽見。

第二個原因是，我們大多時候都無法避免感受到痛苦，但我們不知道怎麼去解析它、去閱讀它。這些痛苦，只能暫時阻止那些不適當地發生於我們內在的過程，但我們卻無法理解這些過程並徹底改變它。事實上，沒有任何人教導我們如何解釋痛苦。我們碎裂的科學將身體與精神加以分隔，把它當作機器一樣解析並研究，多數醫生因此成為熟練的技師。而我們就像收到摩斯密碼，卻從不知道如何解碼的水手。持續的嗶嗶聲令人不悅且造成不便，直到擾亂我們的生活後才終於結束。

於是我們喚來船上的技師關掉系統，更嚴重的甚至是切斷線路，好維持表面的平靜。但是你看，嗶嗶聲其實是向我們警告船殼上有裂縫，而船體正在漏水。

所以在本書中，我們將要學習如何解讀這種語言，也會試著去理解它。不過，若只是強迫你接受身體某處不舒服代表什麼意思，這樣的方法並不好，只會加重症狀，因此解釋這為何如此運作，也是很重要的。本書將分成三個部分清楚闡述。

在第一部分，我將提出一種關於人類以及人類存在的普遍哲學，並將它們重新放回一個和諧的整體中，讓各元素間彼此相連。透過連結我們的身體及靈魂、意識與無意識的心理學，我們因此更能理解「選擇的理由」。

第二部分，我將借助中國傳統醫學的能量體系，將人放回他自己的能量環境中，陰、陽、針灸的能量經脈等，經由這些能量經脈，看到我們的徵候如何在體內運行。

在第三個也是最後的部分，我將會進行「屋況檢查」，簡單解釋身體上每個部位與器官的角色。最後，我會指出哪種影響源於什麼「因素」，也就是說，我會說明身體訊息所代表的意義。

「知命者不立乎巖牆之下。」

——孟子

第一部分

幾個哲學論據：什麼是生命的戲局？

Première partie：
Quelques données philosophiques
Quel peut être le jeu de la vie?

對我來說，要理解身體與精神之間的關係是很困難的，因此，我們若不拓展自己對於人類及生命的視野，對於理解身體不適與靈魂創傷之間關係的重要性也會有其難度。如果你還處於認為人是「機器」的階段，也就是說在科學技術的進展下，人體是由可替換的獨立零件組成的想法中，那麼我在本書中，以及其他作者想要在身體與精神之間建立的關聯性，在你看來就會像是一場魔術。

問題就在這裡：身體的表徵、疾病，或發生在我們身上的事故，彼此之間是如何又為什麼產生連結的，這無法用機械性的觀點理解。因為無論在時間或空間上，這樣的視野都過於「依賴」身體的徵兆，所以觀察領域有限，這也妨礙了我們尋找通往真正原因的道路，只能用隨機（意外）或外在元素（病毒、微生物、食物、環境等）來分析證明。

藉由拓展我們的視野，並全面觀察人類的身體與時序，我們將能重新連結起各種事物。這便是宗教（拉丁文為religere，意即連結）的用途：指出人類真正的，特別是精神的向度，我們或許能因此理解人類存在的根源，抑或是病源。

降生的過程

根據東方觀點，生命來自一片混沌。不定的混亂、表面的失序，這些在今天才由現代科學所證實，特別是量子力學。混沌之後，宇宙產生了最原始的秩序狀態，此即太極。太極又由陰、陽兩儀構成。其中天（陽）與地（陰）即是兩儀在人世間的表現（見第32頁圖表）。

「人」便是陰陽這兩種能量的相遇，我將會在下文中再談到這個部分。人類源於混沌與混亂，只是一道沒有定相的能量振動，就是道家所謂的「元神」，也是其他信仰所稱的精神或靈魂。元神必須先選擇女性的陰振（母親）或男性的陽振（父親），接著結合這三種能量（元神＋母親能量＋父親能量）的智者才能降生，存在於實體中。

降生的程序其實更精細。我曾針對這個主題寫了另一本更完整的作品，在接下來的章節裡，我會解釋降生在能量層次上是如何運行的。研究降生程序是如何倚賴先天與後天的概念，並依循「生命之道」的原則運行，對我們而言是有意義的。我也非常喜歡保羅．科爾賀（Paulo Coelho）由Anne Carrière出版的《牧羊少年奇幻之旅》一書中使用的詞彙，他稱此為「個人行傳」，這清楚表達了生命深刻且引人入勝的意涵。

生命之道

生命之道是人類存在時，所跟隨的指導原則。我們可以用電影劇本或賽車手的路線圖來理解。我們每個人都使用軀體這種特殊載具在道路上前進，而東方人對載具提出了有趣的比擬。他們說，我們就像馬車，一台代表我們軀體的四輪馬車走在代表生命的道路，意即生命之道上。讓我們看看這個形象如何發展。

馬車奔馳的大道是土石大道，就像所有土石路一樣，它有許多「疙瘩」，坑洞、凸出、石礫、車痕和路邊的溝渠。坑洞、凸出與石礫就是人生的困難與衝突；車痕是我們學到並再製的既有模式；或深或淺的溝渠，代表的是規矩，不可跨越，否則會出意外。這條道路有時也包含了擋住視線、或得穿越雲霧或暴風雨的彎道。這便是導致我們在生命裡每個「如墜五里霧」的階段中無法看清真相的原因，或因為無法「向前看」，而難以預料接下來的路途。

這輛馬車由兩匹馬拉動，左邊是白馬（陽性、父性情感），右邊是黑馬（陰性、母性情感）。這兩匹馬象徵著各種情緒，藉以向我們表達牠們何時拉動我們，在生命中為我們引路；駕駛馬車的車夫代表我們的心理、我們的意識。馬車有四個車輪，前頭兩個（雙手）指示方向，或暗示車夫駕馬的去向；後頭兩個（雙腳）運送承載物（它們也總是比前頭的車輪更大）。在馬車內，有個我們見不到的乘客，那便是我們每個人的內在主宰，我們的無意識與意識投影，基督徒稱它為「守護天使」。

我們的馬車在生命之道上前進，看起來是由車夫主掌。我說看起來，是因為就算駕駛是他，實際上卻是乘客在給予車夫方向。我們會在後文提到先天、無意識，以及先由元神、接著由內在主宰所建立的決定等段落時，再提及這個解釋。車夫，我們的意識，駕駛著這輛馬車，他的警覺與駕馭（堅定但溫和）等素質將決定旅程（存在）的舒適度。如果他對馬（各種情緒）粗暴並傷害牠們，牠們會躁動或在某處脫韁而造成意外，就像我們的情緒有時會引導我們做出不理性甚至危險的舉動。如果駕駛太過輕縱，缺乏警覺，車體會陷入車痕（例如重演雙親的歷史）而重蹈覆轍，掉進故人曾掉入的溝渠。同樣的，如果車夫不夠警覺，也就不會避開坑洞、凸出、疙瘩等（打擊、生命中的錯誤），對馬車、駕駛與乘客而言，旅程就會變得極為不適。

如果車夫睡著了或沒握好韁繩，馬匹（情緒）就會主掌馬車。如果右邊的黑馬比較有力量，馬車就會偏右並受到母性情感的指引；如果我們比較照顧白馬因而由牠掌控，馬車會偏左，朝向父性情感表現。當車夫駕駛太快、太過強求——就像我們有時會做的事——會造成馬匹脫韁、陷入溝渠等意外，並導致車體受損（意外與創傷）而不得不停下。

有時候，某個車輪或馬車零件鬆脫（生病）了，或者因為馬車經過太多的凸處與坑洞（不當行為與態度的累積）而脆弱，這時就該修理。根據損壞的嚴重程度，我們可以自己來（休息、癒合），或呼叫一位維護人員（溫和、自然的療法）；要是更嚴重的話，也許是請一位修理技師（現代醫療）。但無論如何，我們不能只滿足於用更換零件的處理方式，而是必須思考車夫的駕駛方式，以及我們該如何改變面對生命的行為與態度，以免「損壞」再次發生。

有時候，馬車會經過視線不良的地區，讓我們看不清自己的去向。可能只是個彎道，我們可以經由預測而做好準備，如應該放慢速度、辨認道路轉向何方，並穩住馬匹依循彎道前進（譬如，在生命的轉變階段裡掌控我們的情感）。如果是起霧或暴風雨，馬車會更難駕馭，我們必須「肉眼導航」，放慢步伐並靠路邊駕駛。在這個階段，我們必須對生命之道（自然法則、傳統規範、信仰等），與選擇這條道路的內在主宰（無意識）予以完全的信賴，但並非完全「盲目」。

這是我們在「如墜五里霧中」迷失的生命階段，我們不知何去何從，此時，除了讓生命向我們指明路途之外，別無他法。

有時候，我們來到路口或岔道，如果沒有路標，我們不知道該選哪邊。車夫（心理、意識）可能會隨機選一個方向，大有犯錯或迷路的風險。若車夫對自己很有信心，自認為掌握一切，並知道該選擇哪條路走，危險就會越大；這便好比我們處於一個「技術理性」的時代，理性與智慧總被認為能解決一切。然而相反的，他若對自己謙虛並誠實，就會向乘客（內在主宰）詢問該走哪條路；後者知道要去哪，因為他認得最終的目的地，能指示車夫如何前往，只要車夫聽得進去。事實上，有時馬車行駛會製造許多噪音，需要停下來才能與內在主宰對話，這就像我們有時會做的——我們會迷失自己，因此為了找回自我，必須短暫休息或遠離。

這就是一種簡單，但能完整的將生命之道表現出來的意象。它讓我們能輕易理解生命中會發生的事，以及什麼原因會讓事情走上岔路。藉由生命之道的結構，先天、後天、意識與無意識的概念，我們可以把這個展示再擴大一些來看。

——先天與後天

道家哲學認為，人的生命中存在著兩個圖式，第一個在出生前，第二個在出生後。「出生」代表跨越兩個「天」之間的門檻，道家哲學因此予以區分。於是，先天代表一切出生之前，也就是人在世界上現身前，便已「存在」的或發生的；後天則象徵著一切出生後直到死亡為止，「存在」或發生的。接下來第32頁的圖表讓我們能看得更清楚。我們可以藉由這張圖，詳細解說每個階層。

●先天

在這個階段會發生什麼事？

先天，代表先於每個個體存在的階段。在這個階段中會存在並構成「元神」，這可說是在概念上與西方「靈魂」最接近的神。「先天」與無盡的世界對應，因為它沒有侷限，既不在時間也不在空間之中。它承載著所有生命的潛能，我們可以用圓形來表達（所有構成圓形的點，都與中心有同樣距離）。此處是混沌宇宙的開始，元神屬於此時，就像水滴之於海洋。這滴水保有它的「意識」，但也保有屬於整體的記憶。

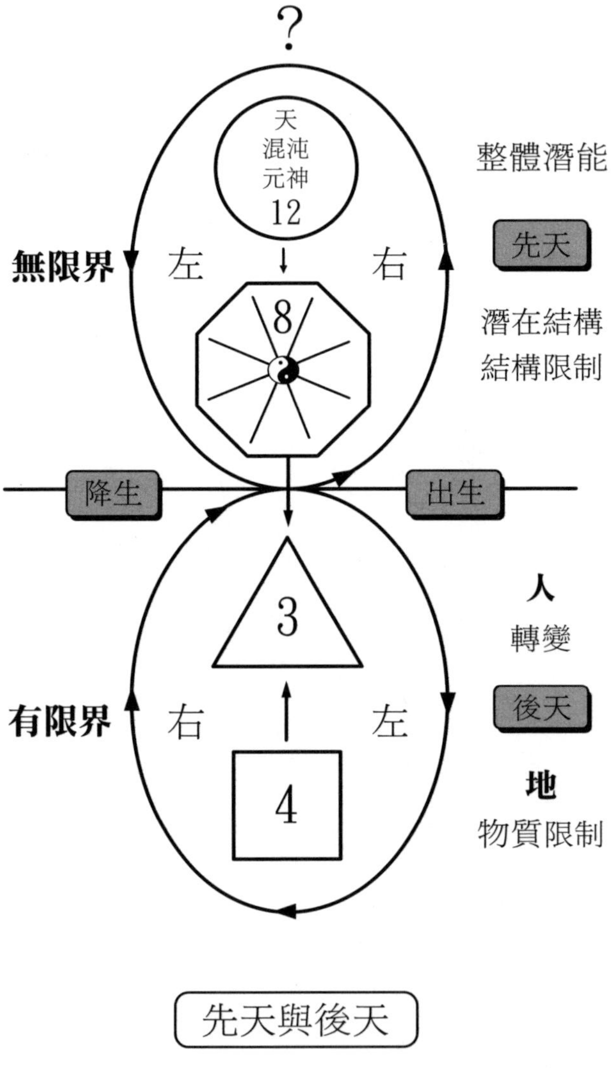

先天與後天

我喜歡利用「投影」來形容上述的「意識」。

在投影中，每個光點都延伸成光束，並定位以完成投影，因為它認得、承載著其他光點的所有資訊與記憶。因為這個理由，我將大寫C開頭的神（Chenn）或意識（Conscience）都使用「意識投影」這個詞彙。我們能在最細微的人體層次上找到這個意識投影。它讓人更理解從卵到人（或動物）的細胞成長階段，以及細胞再生的進程。它也讓人能對這特別的奧祕——一方面是癒合，另一方面則是對「結構性」疾病如癌症、自體免疫疾病或愛滋病等，提出有意義的假設。

元神降生在個體後，每個個體在身體大腦中形成可以控制生命體行為的意識體，神的目標都是要實現它的生命之道，為此它必須經歷生命中的一切拉扯，才能超越，並成就圓滿的生命。每個神都有自己的「海格力斯的任務」[4]要達成，但世界中的物質侷限（時間、空間、物質）無法讓神的潛能一次全都實現，需要**多次重來**才能發揮全部。因此，神必須降生在一所特殊的生命學院中學習。但就像在學校，某些課程可

---

4 指注定要完成的生涯任務。

能非常難以領會、接受，甚至於理解。因此神必須轉世重來，好重修自己沒修好的課，這也就是轉世的原則。我們在下文中會看到另一個相同原則：「重蹈覆轍」，這個原則發生在後天階段，也就是有意識的實體生命必須面對經歷的。

現在我們來到了生命中「業」的概念，有一些書籍已經談論過這個概念。但我只想要再次強調「業」的基本論點，因為有時它被呈現、被解讀的方式讓人不太滿意。事實上，「業」是一種生命中具有進展性的概念化結果，而不是像一些在猶太—基督教文化影響下，帶罪的智者為了要讓眾人信服所說的那樣，是一套懲罰的哲學。我們不是為了過去的行為抵贖、償付或承受處罰而回來的，那些都是善惡二元化，但其實事物的能量並不存在善與惡的概念。另外，在業的延續中不能帶有「歷史」意味，因為價值的概念會依據時代、傳統和文化而改變。業的原則比那更簡單，它是在實驗與整合一切生命潛能的需要。生命學院就像所有學校一樣運作，也有著班級、休憩、要學習並理解直到融入自我的課程，當然還有必須為不當行為付出的「代價」（也就是說當我們不遵守遊戲規則、或是導向錯誤時）。

許多人對懲罰感到迷惑與混淆，我們要清楚代價與懲罰並不相同。代價象徵著每一個因都會與一個果相連，也就是每個行為都會有一個後果，而如果這個行為與事物運作的規則不協調，就會產生不滿足或不愉快的結果。舉例來說，如果我們想吃甜食，我們知道某一種甜點能帶來甜味，我們吃了它，對甜食的需求就會被有效地滿足。如果我們在一台暖爐旁邊感到雙手冰冷，我們會用暖爐來溫暖雙手，但我們也知道暖爐有可能燒傷人，應該與它保持一定的距離。如果我們想要讓雙手快速溫暖起來，而離暖爐太近，這種態度的代價便是灼傷。因此灼傷並非某種懲罰，而只是在不遵守情況的準則下，因不當行為產生的後果，這與心理層面的進程極為相近。這並非被某人或某種外在所建立、決定並採行的懲罰，而只是果，是某種行為的合理後果。在這個案例中，它因為與脈絡中的法則彼此不協調，於是產生出一種負面代價：受苦、灼傷。在甜點的例子中，購買的行為保持協調性，所以產生一種正面的代價，也就是滿足願望。但若購買行為變得過量（暴食），它就會失去與自然法則的協調而帶來負面代價：體重增加。

現在我們回到先天。神會藉由決定目標、進行工作，以及內化的經驗等等，在生命中做出各種決定，逐漸實現生命之道。而在我們每個人的「阿卡西紀錄」裡，記錄了某種人人都有的轉世的生命資訊、你的成長、生命目的和更多資訊，道學家稱為「舊有記憶」或「前世記憶」。神若希望在降生後，能夠活出此生的潛能，它會選擇在最有利潛能發揮的條件下降生。

而這個選擇的概念是很可怕的，因為神選擇的會是讓潛能最有效率發揮的條件，而非舒適或愉快的條件。在這裡我們碰到極為重要的一點，也就是生命之道的概念。就像我們在前面所看到的，每條道路都會有車痕或拐彎，承載我們的載具會歷經顛簸或視線不良的時刻，就像每個人的生命之道都得歷經考驗才能實現。因為這些元素，才讓星象學、特別是業力星象學，能夠幫助我們理解。而降生選擇的條件，意思是選擇一切物質與環境條件，像是時代、家庭、國家、地區、性別、種族等，都是降生時可以選擇的結構框架，神選擇降生其中的個體，也因此有了物質面的限制。

● 後天

降生而後誕生，我們離開先天，進入後天。元神獲得對應的震動頻率，找到符合所尋求的形體（受精卵），再加上成就這顆神奇受精卵的雙親能量而成為「人」。這些能量再加上環境能量（星球、地域、時代），而成為個別的神。但此時它還「未啟動」，必須等到誕生前、剪斷臍帶前的資訊豐富自身後，才能真正啟動。這就是為什麼星象圖是從誕生日算起，而非受孕日。

在後天階段裡，我們身在有限的世界。軀體有賴於某些普世性（吃、喝、睡等）和地域性（文化、地域、氣候……）的規範與義務而存在。這些限制，對每個個人加以一套明確的功能框架，適合他實現轉世的選擇。他的存在、他的軀體，完全在這個框架的限制內，但是他實際的心理與情感，則會比這框架要來得更自由。

去了解這些條件的價值在於，我們可以透過它們自我實現，進而能成就或表達自身。相反地，它們也能讓我們解析並領會我們所扮演的角色，以及在我們之內發生了什麼。這適用於我們的軀體、情感、心理、環境，與一切「發生在我們身上」的事。

軀體其實是我們用來認識事物的優秀工具，所以我們必須嘗試了解這些工具。

在這些前提下，身體的偏側性與徵狀，便會成為重要的標記元素。

● 身體上的偏側性問題

當我們想要為身體某部位的疼痛賦予意義時，偏側性問題是最重要的問題。右腳踝或左腳踝的扭傷之間，各具有普世性的象徵意涵。為什麼受傷的是這一側，卻不是另一側呢？為什麼是我右邊的肺葉、左邊的卵巢、右側的坐骨神經感到疼痛？對這個問題，我們必須詳細、精確且明白地回應，才能獲得一個「理性」並可接受的答案，也才能進行有意義的反省。而突兀地、或空洞地去確認某種象徵，都不足以與此應對。

讓我們一起來試試如何更好地回答這個問題。首先，我們要看看傳統中國醫學（M.T.C.）能給我們什麼。接著，同樣遵循東方的精神，我們會提及精神哲學領域為我們提供的解釋。最後，我們會藉由觀察身體的物理構造來提出答案，並總結於東方與猶太—基督文化中的靈性啟發。

● 追循能量的邏輯

在傳統中國醫學裡，關於偏側性問題的答案相當清楚而單純。身體與身體徵象的右偏側，其性為陰，左偏側則為陽。在這個架構下，「陰」代表雌性與母性等等，「陽」則代表雄性與父性等等。

傳統中國醫學奠基著作，像是《素問內經》[5]等，對此一主題有著精確的敍述（參照伊莉莎白．霍沙德拉瓦雷〔Élisabeth Rochat de la Vallée〕與克洛德．拉荷〔Claude Larre〕所著的《素問篇首十一文》〔*Su Wen, les 11 premiers traités*〕，第169頁，第13章。Maisonneuve出版，1993）。

在公認為傳統中國醫學領域專家們的筆下，像是安德烈．弗別（André Faubert，《傳統針灸教材》〔*Traité didactique d'acupuncture traditionnelle*〕，Guy Trédaniel出版，

5 作者應是指《黃帝內經》的《素問》部。

2005）或賈克・安德烈・拉斐耶（Jacques André Lavier，《中國針灸的歷史、原理與實踐》〔*Histoire, doctrine et pratique de l'acupuncture chinoise*〕，Tchou出版，1966）等著作裡，也是如此。一部二〇一〇年由伊夫・德培黑提（Yves de Peretti）推出的紀錄片（Arte電視台與Idéale Audience共同製作），同樣提起了偏側性的關聯，與道家哲學與傳統中國醫學基礎著作裡的敍述一致。在片中，我們見到一位道家師傅解釋八卦（陰與陽的各種三元組合）是如何為了呈現空間位置而產生。他指出右側，後方、下方與陰性有關，左側、前方、上方則與陽性有關。

但在中國或西方，卻有作者與繕寫人犯下某些錯誤，使得某些有關此問題的模糊不清之處延續了下來。這常常是根源於對主題認識不清，而且也沒有考慮到所使用的參照層面（參見他處關於先天或後天的章節）。因為，根據

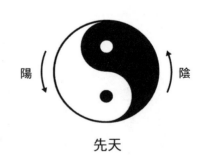

先天

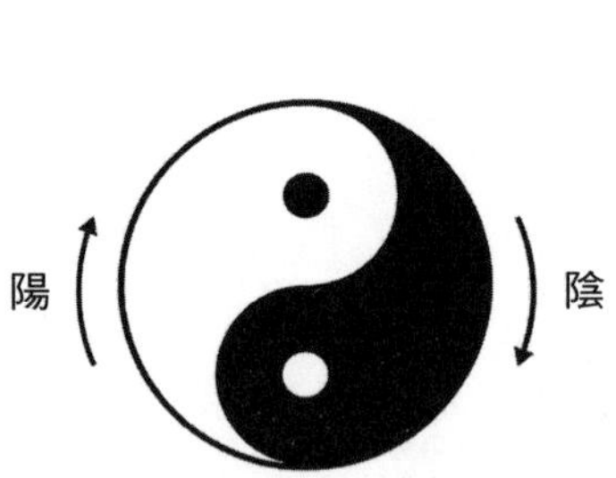

後天

相關的層面可能會出現某種「反轉」，在極點之間的反轉也因此會影響偏側性。我們常見用來表示陰陽的圖像，根據參照的層面，有時也會呈現為反轉的樣貌（關於這個問題，我會在本章節後面的文字裡再次提及）。

古代的中國人是怎麼決定這種偏側作用的呢？最重要、最「古老」、也最「綜觀」的方法，就是觀察世界。在定義陰與陽，並將其比附於天地之後，中國人決定若要「綜觀」世界，必須將視野轉向天，以及與其相關的錨定點，即南方。這個選擇牽涉到一切由天決定、起源於天的基礎原則。在傳統中國醫學裡，人們對此的表述是：「天命地行」。事實上，所有生命與一切徵象都是由天而生。日與夜、季節、活動與休憩、作物採收等，都是由天象所「決定」（光、溫度、星球等）。而這所有徵象都會轉譯為地上的現象（活動、採收、氣候等）。由此，產生了主要參照點必為南方的概念。因此，為了「正確」地觀察世界，需要讓自己朝向這個「乘載」著最高陽性的極點（參見第97頁列表的解譯）。望向南方時，我們的左手邊是東方，右手邊則是西方。另外要注意到，太陽、日間與光明都屬陽，而月亮、夜間與陰暗都屬陰。如果我們轉向南方，觀察一日之始，我們可以見到陽（太陽）生於左側。而入夜時，我們見到的則是太陽在右手邊落入黑暗。因此，陽生於左側，運行至天頂時徵象最盛，而陰生於右側，在半夜時徵象最強。

無可置疑的是，對世界的綜觀會使人認為陽聯繫左側，而陰則聯繫右側。在傳統中國醫學裡極為重要的一致性原則，提示我們世界上一切的徵象都必然與此等同，人體當然也不例外。

● 依循人體結構的圖式

與一般想法相反，古代中國人對人體結構有著相當先進的認識。他們基於一種可怕的實用主義精神，甚至不惜活體解剖，以盡可能準確地觀察人體功能。因此他們看到心臟作為維繫生命的核心器官，它支持人體的活動，藉由循環系統運作產生熱能，並與腦部有著特殊的連結。

因此，循環系統在偏側性問題上特別重要。需要注意的是，左心室掌管動脈血（陽）與動脈系統（主動脈、主動、陽），主要位於胸部與身體左側。相對的，靜脈血（陰）則是由右心室掌管，腹腔和胸腔靜脈（腔靜脈、被動、陰）也主要位於身體右側。

事實上，古代中國人認為人體的反應與綜觀邏輯一致。人體左側與陽性相連，右側則與陰性相繫。

於是，我們能自問為什麼在某些假說或概念裡，偏側性的效果會是「相反的」。對此，傳統中國醫學同樣有著清晰的回應。

● 反向偏側性的問題

我們在前面章節裡提到的，都只是關於「此時此地」已有的徵象，也是道家所稱的「後天」（參見第37頁）。但要記得，道家認為，生命同時遵循兩種天道而行（先天與後天）。我們可以在第32頁的圖表見到，在先天與後天裡各有其左右側。我們可以見到，先天與後天的左右兩側彼此相反。

這是如何造成的？根據傳統中國醫學的原理，一切與幽微之域有關之物（例如心理現象、夢境、子宮內階段，甚至是古老的、舊時的或跨代的記憶等），都有賴於某種與緻密領域（身體、症狀、創傷等）相反的偏側性作用。當某些生於先天（或來自於無意識一類的迴響平面，參見第55頁）的元素或資訊移至後天時，便會產生轉向，導致偏側性倒轉。

這個倒轉讓我們得以了解，為什麼心理形態學與東方心理學等，都將人體的左側連結上雌性與母性，而將右側連上雄性與父性。這看來似乎與傳統中國醫學和道家哲學不符，但絕非如此。這個差異的原因，來自於西方總是更「費心」於非具象物之上，像是精神與靈魂等來自於先天的元素，而較不在意身體、物理與物質的現實，或可稱為「低層次」之物，此皆屬於後天。東方則較為注重「此時此地」，意即現下真實的，屬於後天的體驗。對東方人而言，軀體與物質現實極為重要，因為精神必須憑藉這些才得以展現。因此，西方主要藉由隸屬於先天的元素來形成認知，而東方則主要倚賴後天的元素，或至少是倚賴現實中的偏側性作用。是故，這些作用才會是相反的，就像眼中見到的現實，會反向傳入大腦並「重建」為影像。

上文中提到的這些極為重要，因為症狀與創傷的物理性偏側作用是特別強烈的表達性元素，能揭露我們內在深處發生的事。然而，由於這些徵象顯著，並隸屬於後天，其依循的便是來自東方的偏側性解讀（身體右側＝陰、雌性與母性的象徵，身體左側＝陽、雄性與父性的象徵）。相對的，一切來自心理、想像、夢境或在出生前就醞釀成形的（心理型態學），則屬於先天或無意識，對應的主要是西方採用的偏側性作用。

安妮克．德蘇珊奈在她的重要著作《人體的象徵》（*Le Symbolisme du corps humain*，Albin Michel出版，1991）中，提出了這個問題，並詳述了在思考「本體論身體」（抽象、幽微）或實際軀體時，必須加以考量的偏側性連結差異。如果我們考慮的是後者，其偏側性作用便是「右＝雌性」且「左＝雄性」，與傳統中國醫學的原理一致，必須依此考量。

讓我們用例子來說明。一個出生時右耳比左耳稍大的嬰兒，會與父親有特別的關係，更聽父親的話。為什麼呢？如果這孩子出生時有一耳較大，這在出生前就已形成，即是來自於先天，在無徵象時期就已成形。在這個階段裡，右側是父性的象徵，左側則是母性的象徵。無疑的，在接收一切來自於父親的教育性、文化性的事物時，孩子都會更為敏銳、更能接納、也更予以倚重。相對的，如果這個孩子的右耳罹患耳炎，便已經進入徵象的世界，來自於孩子出生後的經歷；如今，因為這已經是後天的範疇，屬於徵象界，是孩子觸發了身體上的病徵，他的右耳便與母性象徵有關。無疑的，此處的耳炎是源於「難以」理解來自母親的事物，他從母親那裡理解的事物無法使自己滿足。也許母親太常叫嚷，或總是說著「注意一點，不要這樣，你會跌倒，會痛痛，不要著涼」等話語。

我們再舉一個例子。這是一個夢見自己左腳踝扭傷的人。儘管這發生在出生之後，但這個特殊的例子依舊屬於非徵象的虛幻世界，只因為事件發生在夢境之中。這個扭傷要看的是與母性象徵的關係。相對的，如果這人在現實裡扭傷了左腳踝，那就是在徵象界，而這個扭傷的重點便在於父性象徵之上，亦即得以藉由與某位男性的位置、關係應對之類的理由來加以解釋。

總而言之，當相關性源自於先天、幽微與抽象之物（心理狀態、夢境、抽象身體或幻想等）時，偏側性的象徵是雌性為左偏側、雄性為右偏側。相對的，一旦相關性來到現實、身體上（緊張、創傷、疾病等）時，須加以考量的象徵則為：

身體左側與「雄性」象徵相繫。
身體右側與「雌性」象徵相繫。
這裡說的，是在智識層次上的意義，但就像道家一直以來所做的那樣，是否真有可能在人體的實際徵象中，證明上述內容的一致性？

●系統的物理一致性及其反轉

我們的身體會徹底地轉譯並遵循上述內容，在現實層面上，也同樣會回應先天、後天與能量層面上的邏輯。身體的現實生理機制，事實上讓我們能在生理學上的許多部分裡，觀察到之前提過的「反轉」現象。

就像是在接受實際影像時，在個體的眼中，這影像是反轉的。從緻密之處、徵象世而來的影像，傳達到腦中會創制為具有幽微性的影像。當胎兒降生時（從子宮裡的世界通往緻密的實體世界），也會造成反轉。對一致性影響更大的是，在降生時刻，胎兒的血液循環亦會「反轉」。事實上，在子宮內的時期，胎兒的動脈血是由右心室掌管，而靜脈血則由左心室掌控。在降生時刻，整個系統都會反轉，因此動脈血便由左心室掌控，靜脈血則由右心室掌控。

我們的神經系統也遵循同樣的原理。在會議或演講中，經常有人要求我證明在西方常見的神經系統偏側性。進一步的論點則表示，我們的腦部自有偏側性，左側主事「理性」功能（意指某種雄性、陽），而右側則主掌藝術、空間與情緒等功能（意指某種雌性、陰）。這被公認為正確的解讀。然而，人們又會說，我們的神經系統同樣也會遭遇到前面提過的轉向。「左腦」命令身體的右側部分，相對的，「右腦」則命令身體的左側。因此很明顯的，一切牽涉到身體右側的病症與創傷都應該與雄性象徵有關，因為那是「左腦」掌管的區域。相對的，若身體左側出現問題，就會帶有雌性象徵，因為這是右腦掌管的區域。

這個重點與我所談的完全一致，即是來自左腦的一個念頭（幽微的、無徵象的）將會「改變偏側性」，而藉由右側來展現。因此，我們再度見到了上文提到過的反轉，而這個論點與徵狀或創傷的偏側性問題無關。事實上，此處提到的腦部偏側性涉及的是運動或中樞神經系統，意即與姿態和主動行為有關的神經；這與創傷或疾病牽涉到的實際偏側性問題無關，此處的「交錯」只與運動神經系統有關。然而，在「身體徵象背後」驅動的、負責有機運作、免疫功能的，或錯過行為的，並非這個神經系統，而是稱為自主神經系統或植物神經系統的組織。而這個系統並無「交錯」，其「命令」通過神經叢的傳達也相當線性，沒有什麼轉向。

● 根據哲學與靈性層次

在偏側性問題上，我們要帶入的最後一個一致性元素，與哲學和靈性領域有關。我們已經見到，在理論、能量與現實層面上，偏側性的概念都相當確實，無論是其在身體上產生的標記，或反轉的效果等都是。那麼，在哲學與靈性的層面上，還有什麼能從東方與西方兩邊獲得的呢？

這裡我們將談到兩個圖像，其一屬於猶太—基督教文化，另一者則來自遠東文化。這兩個圖像能用來支持我的看法。

我們首先來看出自猶太—基督教文化的圖像。下圖來自一本極為古老的手抄本，表現出西方也能理解反轉的過程。

事實上，正如我們在這幅耶穌受難圖上能看到的，雙臂與十字架形成了一條水平軸線。在軸線上方是天、無徵象、幽微、不可賦形的、精神性的。此處的太陽代表著陽與雄性，位於基督右方，至於代表陰與雌性的月亮，則位於其左方。在這裡，我們見到的是傳統中國醫學裡，屬於先天層面的偏側性。但若我們看到雙臂軸線下方，亦為道成肉身、徵象、土地、實在、物質、身體的一邊，就能發現位置都反轉了。女性（瑪莉．瑪德蓮）位於基督的右邊，而男性（約翰）則在左邊。

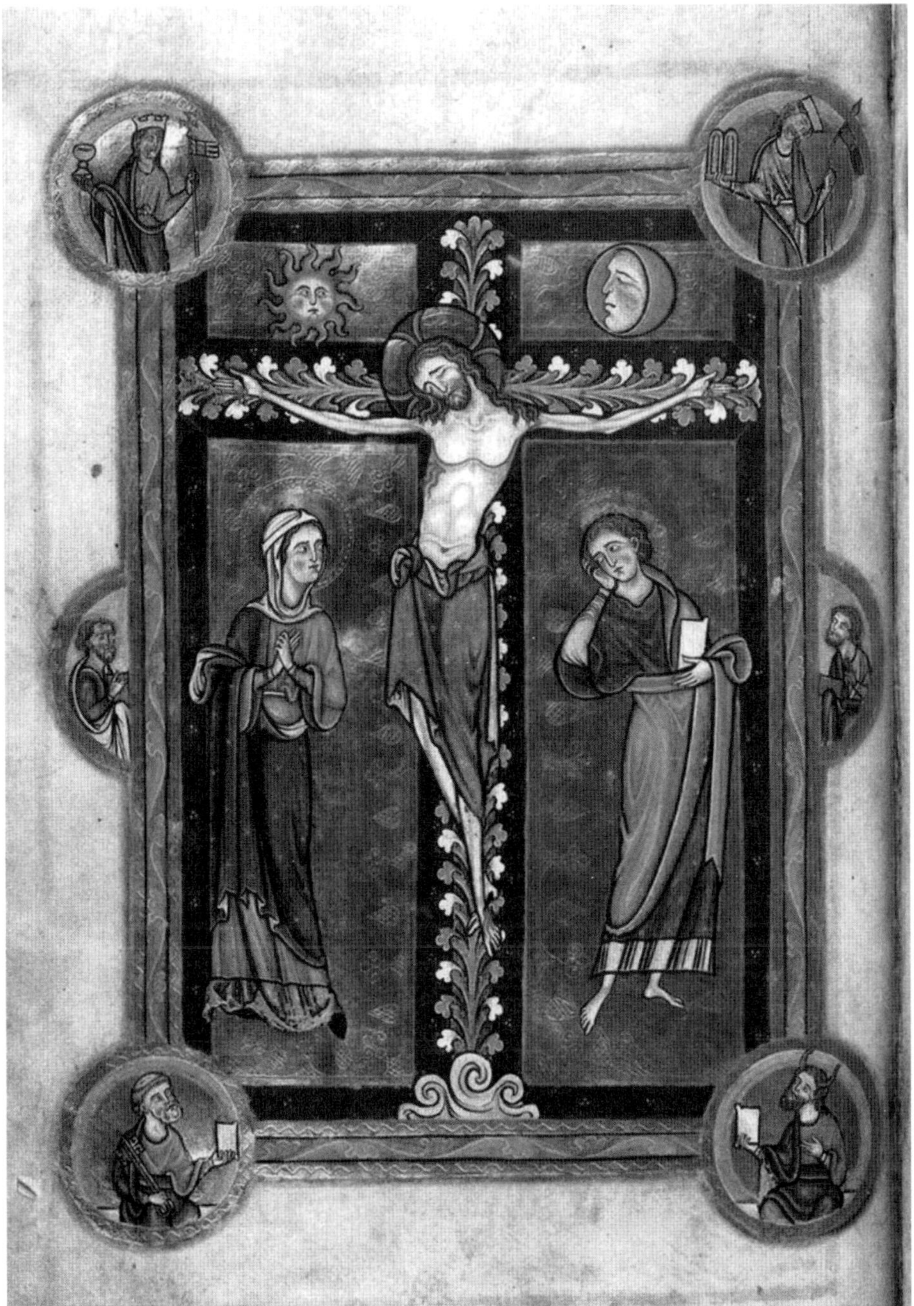

神道哲學則為我們提供了同樣的象徵，可見於下圖（根據新陰流劍道內傳秘卷繪製而成，主題為「伊奘冉尊與伊奘諾尊」）。

伊奘冉尊女神，亦為掌握月亮的陰性雌性主角，被置於陽性雄性主角伊奘諾尊的右側，後者則在前者的左側。這個擺置無可置疑地確認了陽在左而陰在右的偏側性連結。

植芝盛平（合氣道創始者）對此問題提出了一則間接評論。在一場關於此類武術的實踐哲學教學裡，他表示：

「伊奘冉尊是女性，是納受的元素，與水、離心力和事物的右側相繫；伊奘諾

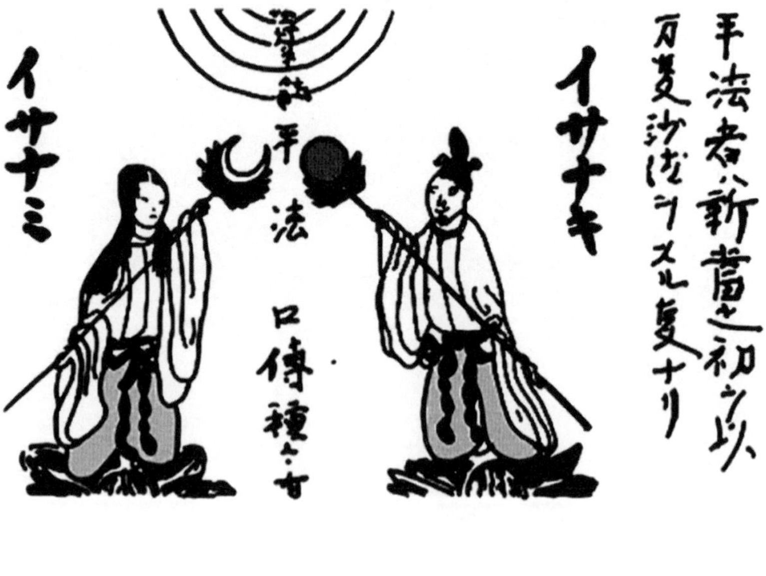

尊是男性，是主動的元素，與火、向心力和事物的左側相繫。」（引自《合氣道的秘密》〔*Les Secrets de l'Aïkido*〕，約翰・史蒂文斯〔John Stevens〕著，Budo出版，2001）

藉由上面的文字，我們可以看到，日本與神道思想，和傳統中國與西方思想一致，對偏側性問題提出了彼此一致的見解。

無論是在實體上（非交感性植物神經系統、循環系統等）、能量上（《素問》、賈克・安德烈・拉斐耶、安德烈・弗別等）或靈性上（神道、基督教圖像、安妮克・德蘇珊奈等），關於身體與徵狀、病理或創傷等，會表現的形式為：

身體右側的部位與其上發生的徵狀，是與陰有關（雌性、母性象徵）。

身體左側的部位與其上發生的徵狀，則與陽有關（雄性、父性象徵）。

我們可將上文中提到的要點整理為下表：

現在，我們就能回到先天與後天的概念上，並根據「一法通萬法通」的原理，將其擴展到降生、呈現於此世的個體之上。我們能根據類比的法則，將普及總體宇宙的圖式，全面性地繕寫至個體的微觀世界上，並藉此凸顯意識與無意識的概念。

	誕生前	誕生後	
	軀體形成	創傷 疾病 徵候	狀態、預感、 夢境
軀體 右側	父性象徵	母性象徵	父性象徵
軀體 左側	母性象徵	父性象徵	母性象徵

意識與無意識

借用第32頁「先天與後天」的圖式構造，先天成為無意識、夜間的意識、內在的沉寂，而後天成為意識、日間的意識、現象、外在的聲響。

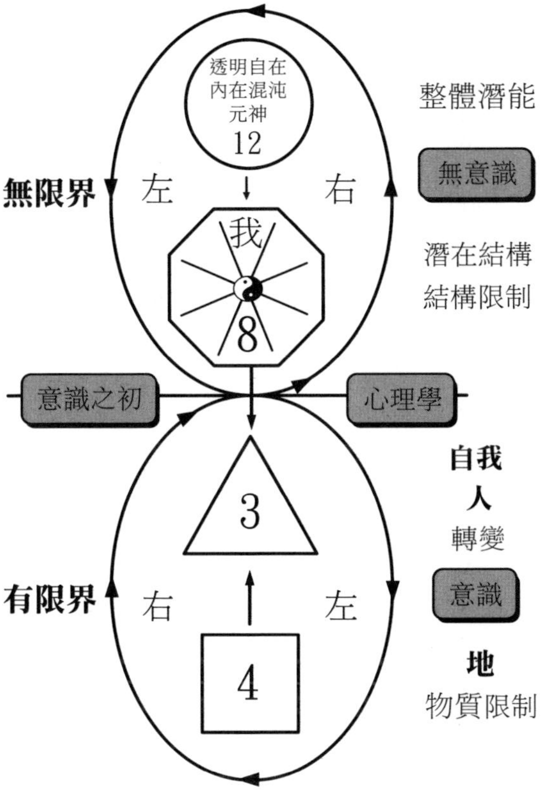

意識與無意識

●無意識

我們知道先天代表先於個體存在的階段，也就是每個面向的（規則、結構、選擇等）「準備」階段。當我們從先天進入後天，而先天變為無意識時，這代表預先在無意識階段已經準備好的，將要在實體且有意識的世界裡發生。舉止、行動、實現等，都包含在這個領域裡。

意識投影便存在於前面所說的無意識裡。無意識造就了在實現生命之道時，能讓每個個體做出選擇的具體行動。這裡說的無意識，包括神在先天階段選擇的記憶與知識，也包括我們全部的阿卡西紀錄。在這裡我們可能會對決定、命運、天數與宿命之間產生混淆。因為若是單從後天層面來觀察，我們會說：「每件事都有定數。」一確實是有定數，但不是像表面上看到的，我們彷彿是受外人控制的戲偶那樣，跟隨外在事物或某人為我們所建立的情境行事。因為定數其實是由我們內在在無意識階段就寫下的，為了能達到既定目標的最佳情境。

藉由舉例我們可以更理解。舉例來說，如果我想要前往法國尼斯參加慶典，這個目標使我做出能抵達當地的合理選擇。我必須先確認假期並訂好旅館，當然我的品味影響了對旅館的選擇；另外，如果我沒有經驗，可能會有太晚預定導致一位難求的風險。接下來我要決定移動方式，如果我喜愛汽車與速度感，就會採用高速公路；如果我對美麗的景色有興趣，便會選擇經過尼斯地區的鄉鎮小路；如果我懼怕汽車，便搭火車；如果是時間緊湊，便搭飛機。在這裡我們已經可以看到，在我們之中的事物是如何影響我們的行為與選擇。每個人都採用適合自己的程序，以達到同樣的目標，而這些方式會受到我們的個人記憶所影響。

再者，就算做了決定，我永遠都還有改變想法、不去尼斯的自由。只要我願意，沒有什麼能阻止我在里昂或馬賽下車，或開車直上阿爾卑斯山區。但當然如果我選擇搭飛機，中途又沒有轉機點的話，要改變決定就比較困難了（或許這有助於我們思考在個人發展中那些「快速」的選擇，以及它們的靈活程度）。越晚決定改變目標，造成的代價就越大（失去的假日、旅館的預付款、火車票價等），這永遠都可能發生，所以最初的選項無法決定一切，因為選擇隨時都有可能更改。現在我顯然會因為沒有去成慶典而感到挫折。如果旅行的目的是為了解決一件困難又令人不快的事情，我的自由可能就是避開這個困難的時刻。但無論如何，我總是必須在某一天解決這件事，越晚解決，對我而言就會越困難，要付出的代價也越高。

倘若相反地，我做好一切準備，我就會在齊全的條件下前往尼斯參加慶典。這對所有人來說都很合理，沒有什麼值得驚訝。但我們可以重新觀看事物在自己身上如何發展，以及這些選擇是如何被內在既存的「記憶」所影響。唯一與上述例子不同的地方是，在這個個案裡，我知道我做的決定和我想要什麼，但在大多數時候，這些選擇卻都不會被我們意識到。

現在，假設一個外星人來觀察我，他不熟悉地球的風俗與習慣，也不知道我的選擇、我的決定，他會看到什麼?他看到一個正前往尼斯參與慶典的個體。如果他研究我在抵達尼斯之前所發生的事，他會看到什麼?在我抵達之前的所有行為（排定假日、預定旅館與交通路線等），對他而言單單只展現了一件事：一切行為都根據我將前往尼斯而建立並進行。如果他詢問我整件事的理由，就只能得出一個結論：我要去尼斯已是定數，因為我所有的行為都註記在這個方向之中並依其運作，彷彿我的一切決定都是為了達到這個結果而做出的行動。外星人看我就如同戲偶一般，像是河上的麥梗一樣隨波逐流。**但他缺乏了最重要的資訊：是我選擇並決定要去尼斯的**，我並非被決定（因為是我的選擇）。因此整體來說，**每個個體，就像是一場由先天編劇、**

無意識導演的戲碼一樣存在。

我們歷史中的所有經緯都書寫在我們的元神、我們的總體意識、意識投影之中，而由我們的無意識、內在主宰執導演出。我們的意識（車夫）和我們的軀體（馬車）則是最顯眼也是最重要的演員。他們必須尊重導演指示他們的角色，但仍擁有一定的自由，以及依循深處的經緯（道路、行傳）來即興演出的可能性。當一切正常，在演出的最後（死亡），我們會有依循經緯並成功演出角色（生命之道）的滿足。而相反地，當我們不尊重導演指示，不依循經緯，在無意識與意識之間，演員、角色與導演之間，就會扭曲失衡。這時，緊張、痛苦、疾病、意外與其他不滿足的行為便會出現。

生命的最後終點應該是要在無意識與意識之間、內在主宰與車夫之間，達成一致性。**我相信，所有深層和諧與真正平靜的祕密，都會在這裡向我們顯示，這一切並非受到文化或教育的影響，而「只是」個體清晰堅定的工作成果**。這就是為什麼，這種和諧的概念與智慧或文化相距如此遙遠，而倚靠的唯有個體的所作所為，以及和生命之道彼此和諧的程度。我們因此而能在如西藏喇嘛、拉扎克山間的牧羊人、康塔爾省（我在此出生）偏鄉的學校教師、布列塔尼的漁人、現代的哲學家、生物學家或一位英國老園丁，各種人種或身分上遇見並感受到這種深刻的力量。

● 意識：能量的濃縮與解放

在意識的世界裡，事物會以一步步逐步落實的方式，一點一點現身。這首先會在軀體的能量上發生，接著是意識上的情感，最後是個體意識上的心理狀態。接著這個程序會在物理面持續，顯現於經絡之中，接著是器官，最後是身體各個部分，這是能量濃縮的最終階段，屬於地的階段，以母性限制最為沉重而強大。

這個濃縮程序與下雨的自然現象有著完全一致的運作過程。首先空氣裡存在一些濕氣，除了使用儀器之外，還無法透過感官察覺（無意識）。一段時間之後，在某些條件下，濕氣聚集形成水蒸氣。水蒸氣凝結後在天空形成雲朵（意念、想法、情感、需求、意圖等），我們可以察覺到，但仍不明顯。某些雲朵比較淡薄且不具有構成風暴（負面的情感、想法、意圖）的危險。水蒸氣在其中持續凝結、碰撞，並濃縮形成水滴、雨水，乃至風暴。雨水降往地面，土地（我們的身體）被這雨水浸濕並軟化（善感、緊張、痛苦）。當風暴（緊張感）變大時，雷聲轟隆，有時甚至會降雷（心臟病發、癲癇發作、昏厥、瘋癲等）。下面簡單的圖式能為我們做個小結論，也更容易與第62頁的圖比較，幫助了解。

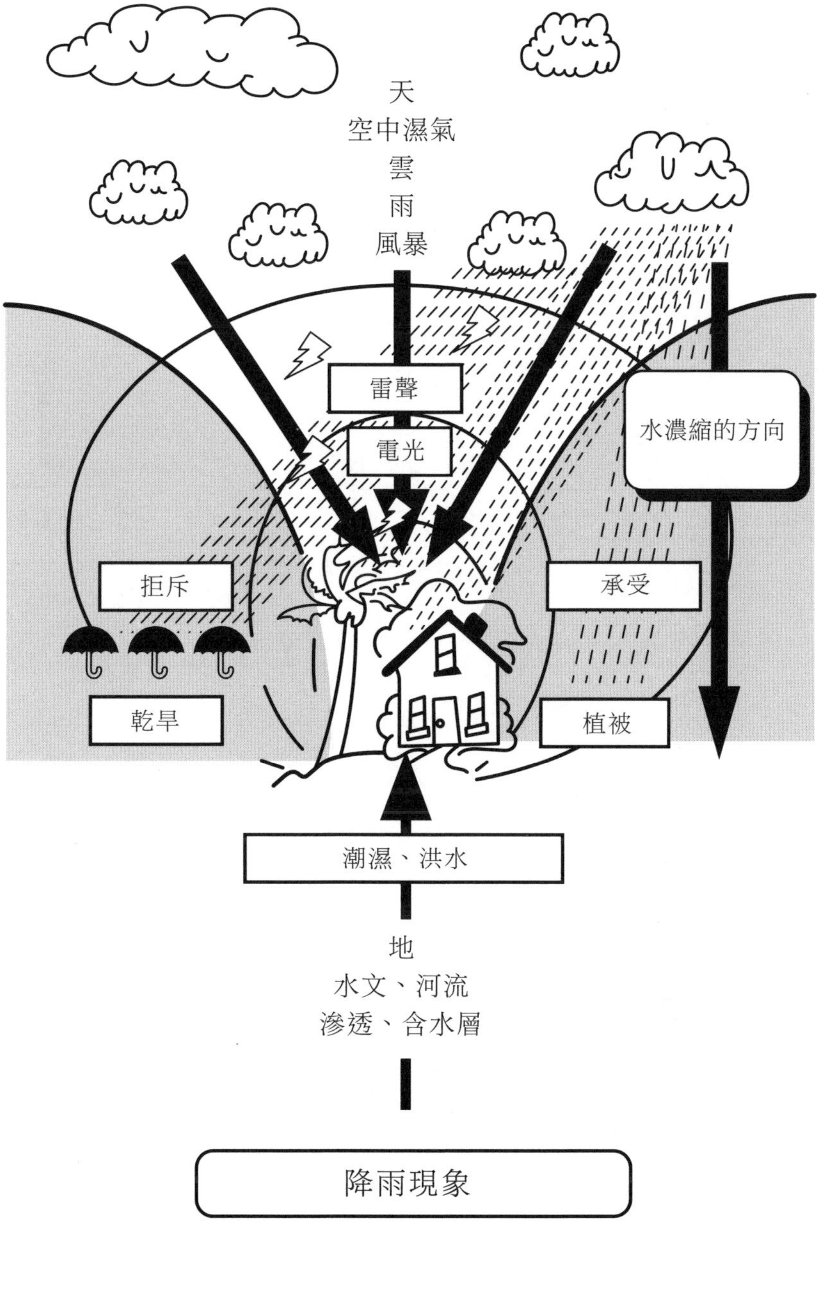
天
空中濕氣
雲
雨
風暴
雷聲
電光
水濃縮的方向
拒斥
承受
乾旱
植被
潮濕、洪水
地
水文、河流
滲透、含水層
降雨現象

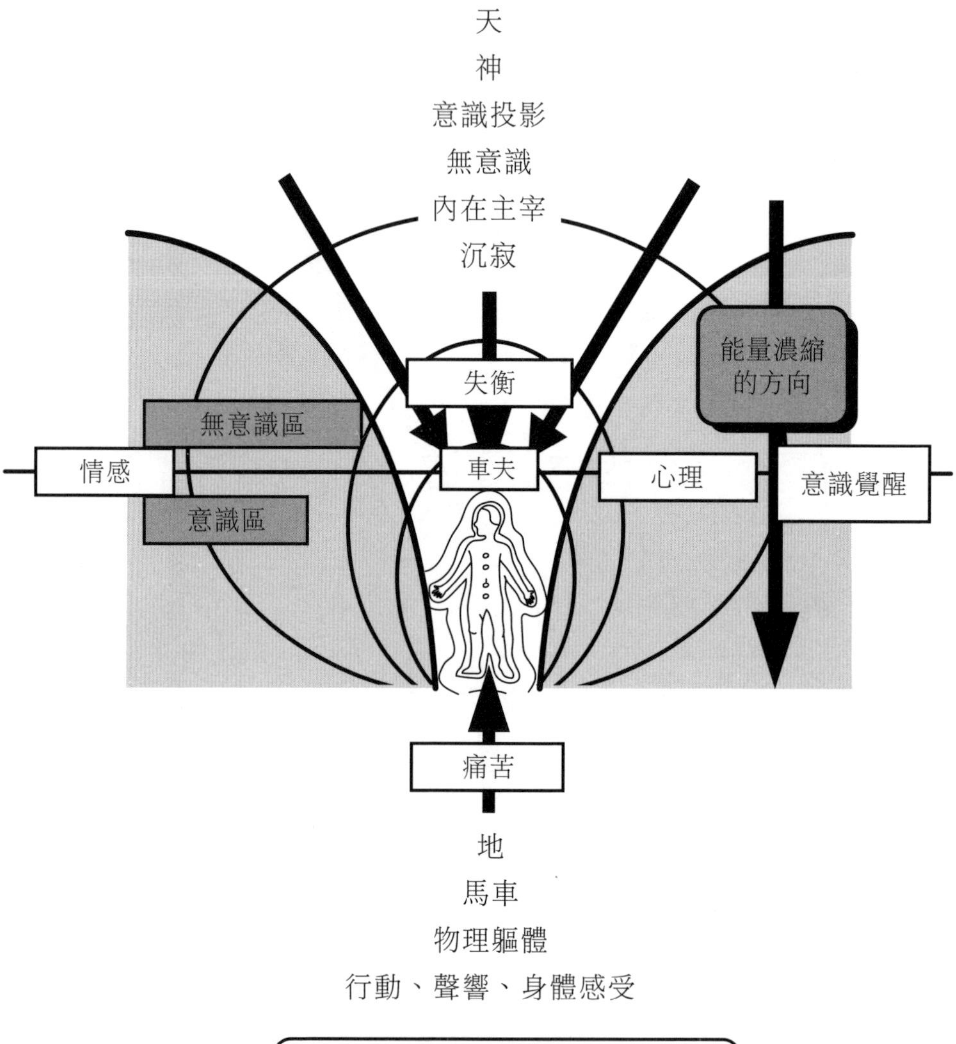
天
神
意識投影
無意識
內在主宰
沉寂
失衡
能量濃縮
的方向
無意識區
情感
車夫
心理
意識覺醒
意識區
痛苦
地
馬車
物理軀體
行動、聲響、身體感受

能量的濃縮程序

意識覺醒，會在無意識與意識之間造成搖擺，一切透過「行動」表現的，代表走到能量濃縮的最後一個階段，透過這個行動所產生的結果，讓我們能夠看見自己面臨的問題所在，並獲得所謂的「意識覺醒」。如果得到的結果是「好」的，與尋求的目標一致，這表示我們遵循了行為過程中的所有步驟，總體而言程序是協調的。然而，其中的過程並不完全是有意識的，因此我們有時會需要經由體驗錯誤或痛苦，來理解事情是在什麼地方出了問題。因此某些不愉快的經驗，其實是「好」的經驗，就像雨會浸濕並軟化土地，但也有益於大自然。排斥或過度尋求保護會讓我們無法有所體驗，就像擋住雨會造成乾旱一樣。這些經驗會迫使我們去思考發生了什麼，並且激發必要的改變（成長），當然，這一切都得是在我們準備好要去「聆聽」的前提下。若非如此，我們將會遇上重蹈覆轍的程序，一直到我們理解出了什麼問題為止。**在此，我們遇到與前文提到的「業」一樣的程序**。唯一不同的地方是，當我們重新經歷這些經驗時，我們都是在同樣的意識平面重修課程，不需要真的死去，或改變對生命的計畫。要知道每一次的經驗都會更加深刻，就像是我們要去指點某個耳根子硬或不想聽我們說話的人那樣，必須加重說話的力道，對方才聽得進去。

在生命歷程中，我們的意識投影，我們的無意識，我們的內在主宰，有時會對我們做出一樣的事。我們在心理、生理、精神或情感上的緊張與痛苦，向我們發出呼喊。它們在向我們呼喊之前就先送出了訊息，但由於我們自負或懦弱的耳聾，妨礙我們接受並察覺這些訊息。因此重新賦予痛苦與疾病真實的意義，並且正確使用對應方針，是至關重要的。現代科學在我們與生命的對抗中已經失敗，生命永遠走在我們前面，我們無法使它沉默，使它噤聲。機械主義科學往前走的每一步，永遠都會被生命跨出的另一個步伐追趕過。**醫學越懂得「治療」疾病，疾病就越深入、越難以掌握、難以壓制**。

所以，最好要嘗試了解我們生存的意義，而並非使它保持沉默（對抗療法），或只因為恐懼、為了尋求當下的舒適與輕鬆，而使痛苦成為必要與應得的（教條主義或宗教狂熱）。我們要對事物的跡象特別警覺。如果說這些緊張、痛苦或疾病有時的確能讓我們「理解」、成長，因而有其需要，但它們也絕對不會是必要，或我們應得的。它只會在我們不想要或不能用其他方式「理解」時，才會變得有所需要。但是，這仍然與懲罰無關，而是「事物的教導」，就像小孩被燒到，是因為他需要體驗火焰的威力一樣。

就算是面對死亡，只要我們能真正接受新的領會，我們依然能夠製造出一種反饋系統。一旦能量抵達最底層，也就是實體與物質化的層次，痛苦或疾病就能回轉並由反方向離去，自我轉換進入解放的程序。但如果我們阻礙濃縮的能量時，這種轉換便不會發生。當我們藉由化學藥劑或線性、教條、固執信仰來「殺死」它們的表達潛能，其實是將它們固定在它們的地盤與其表達模式之中，妨礙了它們的活動，阻止它們回到源頭以自我消除。它們有著一切潛在力量，卻被我們囚禁、「消音」。因此，只要一有機會，它們就會重新現身，不只解放當下的緊繃能量，同時也解放之前原本可以釋放卻被囚禁的能量。它們因此有了更大的力量，若非倍增，也至少是累積了之前蓄積的一切。它們一般會選擇在身體、精神的其他地方表現出來，這都是因為我們曾經成功地將它們「消音」，因此它們依然殘留著無法利用首要部位表達訊息的記憶。這也讓我們更能理解為什麼病理表現（疾病）會在它們的轉移型態中逐漸加深（癌症），或更無法控制（痙攣）或產生突變（病毒、愛滋）。

我們可以用雨水的圖像讓這個解放程序更容易理解。雨水浸濕土地，土地任水在河流中自然流動入海。接著，水就會蒸發，並轉變為水蒸氣與空氣中的濕氣。但相反的，土地留下了水（含水層、水壩等），囚禁水的地方在每次降雨後都會累積更多。在一場它無法吸收的風暴之後，一切都會崩毀，造成土石流，或讓水壩造成各種毀滅性的結果。

對人體來說完全一樣。如果我們用內在的汙染（情感、怨恨、不滿等）、緊張與痛苦等鎖住能量，製造出一個迴力循環，自我餵養，使我們的日常生活更憂鬱，這就像是城市上空的空氣汙染會製造出一個逐漸濃密的圓頂一樣。但如果我們不鎖住這些能量，而是接受痛苦（被浸濕）的徵兆，便能預期並避免它繁殖的時刻，解放的程序（蒸發現象，見第67～68頁圖）也能開始。它會表現為有形的、物質性的痛苦釋放，而會被認為是真的「解放」，甚至像是「奇蹟」。因此，我不相信在這些「奇蹟式的治癒」，如此驚人又無法解釋的病情暫緩案例背後還有其他原因。

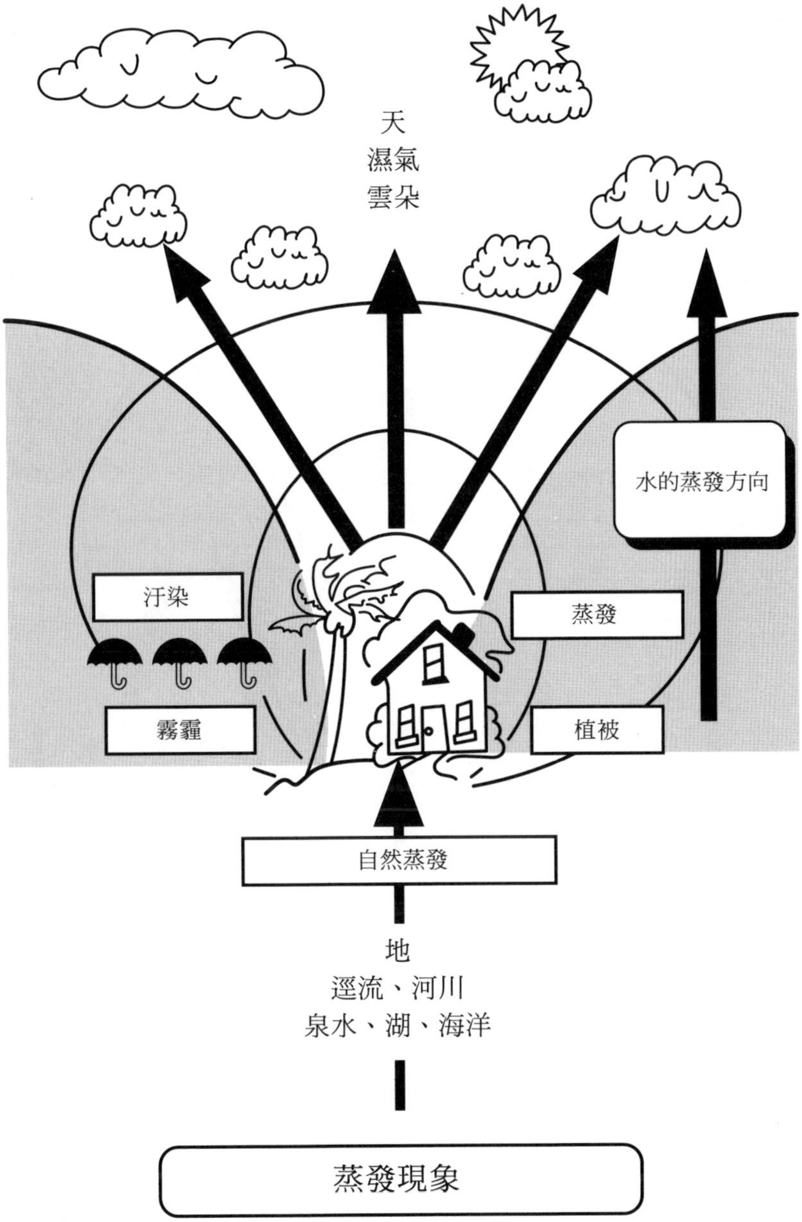
天
濕氣
雲朵
水的蒸發方向
汙染
蒸發
霧霾
植被
自然蒸發
地
逕流、河川
泉水、湖、海洋
蒸發現象

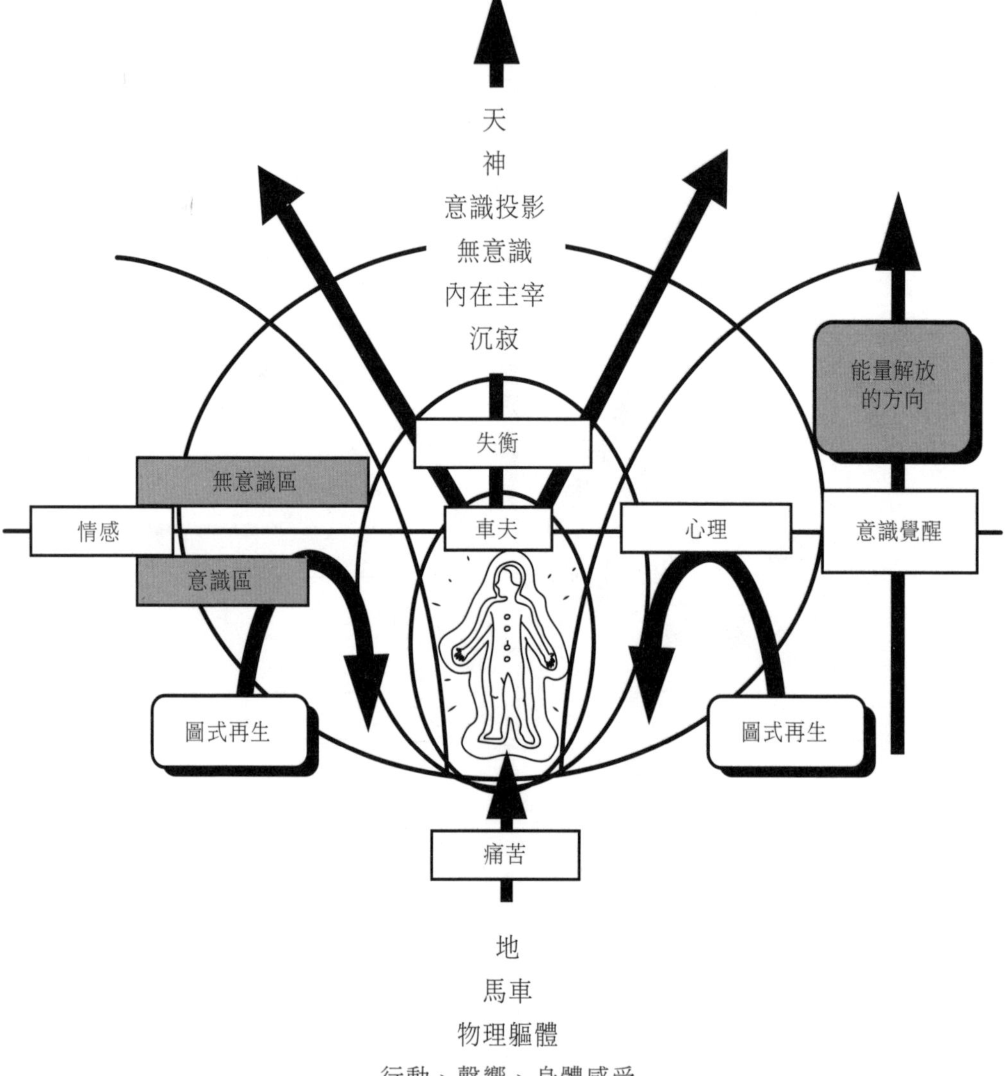
天
神
意識投影
無意識
內在主宰
沉寂
能量解放
的方向
失衡
無意識區
情感
車夫
心理
意識覺醒
意識區
圖式再生
圖式再生
痛苦
地
馬車
物理軀體
行動、聲響、身體感受

能量的解放程序

在這裡，我不禁想起一個特別值得注意的能量解放案例。有位年輕女士，她因為身體有著深刻的緊張與痛苦，所以為了弛緩與調和能量而來向我諮詢。她因為嚴重的頸部椎間盤突出需要動手術，卡在托環上的頸部、被無數失眠夜擊潰的臉龐，都顯示在她身體之中的這個人正度過一段非常困難的時期。在第一次諮詢之後，我們得以談到問題的深處：在這個實際痛苦背後真正存在的原因是什麼。我帶領她辨識隱藏在這個椎間突出問題背後的可能是哪種情感創傷，接著嘗試去理解這個問題如何在她的生命之中留下註記、意義為何。接下來發生的事令人驚訝，在這位年輕女士還沒發現之前，在她述說、流淚、描述她對事物的感受與理解時，頸部一點一點地鬆弛下來了。她逐漸能夠擺動頭部、開始轉動，直到我打斷她：「妳發現自己可以正常擺動頭部而沒有明顯的困難嗎？」她停止說話幾秒，接著爆出一陣笑聲，眼裡還掛著幾滴淚。現在脖子上的托環已經沒有用處了，痛苦也是。她理解並接受了打擊她的沉重挑戰的意義，並能夠擦去曾堵塞在頸部的情緒記憶。

如果這人接受手術，就會像另一樁椎間突出的案例一樣，她仍然無法理解是什麼原因阻礙了她的生活，是什麼藏在她實際的痛苦之後。她必然會重蹈覆轍，直到理解為止。因此，我們去解碼、接受生命中令人痛苦的程序是非常重要的。如果在可能的範圍內，我們放任它們表述自己，它們會攀上極限，而後退往完全的崩毀、消失。不是每個個體都能走到這個偶發點，但這不是最重要的，重要的是我們能走得多遠，而每次我們都會獲得一點領悟。舉例來說，這就像是運動訓練或舞蹈練習，日常的伸展會打開關節，針對疼動的功課則讓我們更能開放身體。但請注意，**這些只有在我們不會誤解漸進程序並變成苦修行為時，才能正常運作**。

意識的覺醒會在這方面幫助我們，扮演「門房」的角色。藉由個體心理上意識與無意識的取向，情感上同樣是意識與無意識的（情感記憶），我們更容易讓意識覺醒進入解放的程序，進入無意識中作用。意識覺醒由此提昇到意識投影中，並在其中註記，或選擇新的經驗模式（全新的局面）。

在這個階段，個體會經歷接受、經驗整合的階段。這個階段相當困難，因為它仍屬於意識的世界，並與既存情感直接面對面碰撞。被接受的經歷會與思考過的經驗結合，使意識中的情感記憶取消與擦除，若有必要也會促使寬恕的發生。這個階段至關重要，能決定意識覺醒是否能往無意識擺動。如果不成功，個體會回到之前的模式。個體的反抗，對訊息的不理解、排斥與不接受，將會使它必須重新來過。

現在來到「圖式再生」的階段，內在主宰用「更強烈的」方式讓我們重新經歷需要理解的事情。我們歷經緊張與衝突，戰爭的動向，不斷讓我們遠離均衡、內在的平和，以及與生命的和解。

相反的，如果正確擺盪，解放的程序會經過無意識的平面，此處各階段遵循與意識之中同樣的邏輯程序。個體會經歷感受乃至痛苦的階段，但它不再表現在現實中，而是在心裡深處、在夢中。這個階段依賴個體無意識的情感，並由像是與童年，或與意識有關的其他內在深處的傷口所滋養。個體將必須嘗試去理解這些記憶，並試著同情這些情感，去愛它們，認可它們，而不加以評判或反抗。在這個層次上，才有了真正的放手，這種情感會在生命將我們推到終點與最後的極限時產生。我們必須放手，因為我們已經為了毫無效果的搏鬥而耗盡一切力量，我們不再知道要「做」什麼，在我們的邏輯理性之中也不再能理解，遭遇到了什麼以及為什麼會遭遇。我們只剩下去接受已經發生的，並在有需要時寬恕。這是基督徒「如你所願」的階段，是（真實的）伊斯蘭所說的「如神所願」，是東方的「撒手」。這並不是放棄、放過或讓步，而是接受，是從內在接納某種事物超越我的想法。於是事物開始有了令人驚訝的變化，而我們人生中錯綜複雜的情況也徹底翻轉。

自我療癒的例子，其實非常明顯。這些案例總是在醫學放棄的癌症末期病患身上發生。當現代醫學再也沒有辦法治癒這些病患，向他們宣告時日無多時，就是在這個時刻，某些人撞進了這個最後階層，這個接受、整合的階段。在令人驚訝的短時間內（幾天），他們的身體徹底恢復健康。當我們達到這個能量的解放時，記憶與選擇經驗能被擦去，為其他記憶與其他選擇留下空間。如果我們無法通過上述階段，就必須再重新開始不可避免的程序，直到我們「接受」為止。所有程序都會在各層次中持續產生效用，而不只是在重大疾病或嚴重痛苦上。它們多數時候是無意識的，只有在困難的時候才會以如此的威力現身。這些程序將會持續在我們最緻密的能量層次，也就是我們的軀體上表現。但這究竟如何運作，主要的展現方式又是什麼呢？

一生理性表達

人類需要透過實際的軀體表達、表現，才能轉化、解釋他最深的祕密裡發生了什麼事。每個人都需要用動作、話語或示意，表達我們的念頭、想法、情緒。若不是經由表達，這些無形的感受也就不會被感知到，就像世界上最好的電腦若沒有周邊器材（螢幕、印表機、掃瞄器等），也不會有任何用處。人類的精神，若沒有借助軀體來呈現，也很難有任何依據。

再舉一次電腦的例子，電腦再強大，如果周邊設備「跟隨」不上，也就沒有辦法表達它的力量，也不會有任何意義。有了極好的周邊設備，但如果記憶體容量或計算能力不足，就像有了彩色印表機卻只能黑白列印一樣，也沒有用處。對於必須在軀體與精神間尋求平衡的人來說也是如此，藉由軀體的表達便能譯解精神裡發生了什麼事。當整體運作協調，個體的物質層面與精神層面便能正常運行；但當意識與無意識、場景與演員之間失衡時，便會出現警告信號。人類軀體內主要有三種代表失衡的內在訊息，各有不同強度。這三種訊息是精神與心理的緊張、物理或心理的創傷，與器官或心理的疾病。除了「動作倒錯」以外，我將會提到參與這三個層次的事物。

精神與心理壓力

第一種訊號是感到緊張、不舒服，例如背痛、消化困難、夢魘、心理上不舒服或苦惱等。

這是內在緊張的「正常」表達。無意識會利用生理或心理上的感受，來表達所發生的事情。這是內在主宰在敲著馬車角落，好告知車夫有什麼不對勁（方向錯誤、魯莽或危險駕駛、疲勞、下達指示等）。如果一個人夠「開放」，準備好要傾聽並接受無意識的訊息，他會進行必要的行為調整，而後緊張便會消失。個體越努力與自己和自己最弱與最強的部分（無意識）協調，他就會越敏感並能夠感知、接受與理解第一種訊息。到達某種程度後，他甚至能預測。但不幸的，我們很難接收到這個層次的訊息。這有許多原因，因為我們天生傾向於便利，以及我們的文化習慣將事物分離，以至於我們再也不知道如何和這些訊息重新相連，因此我們發展出內在的耳聾。這第一層次的訊息特別豐富，有許多從周遭環境來的訊號，特別是來自於所謂的「鏡像效果」，這部分我將在後文中提到。

要能夠讓自己被聽見，無意識有時也必須向另外兩種訊息求助：創傷與疾病。我們對事物太操心以及對效率的要求，會讓它們顯得更強烈也更容易觸發。它們除了發出直接訊息外，也造成了另一種無法忽視的不便。若我們沒有在生理或心理緊張時接收訊息，修正我們自己，內在主宰就必須再透過更嚴重的創傷和疾病來表達。疾病的層次比創傷更嚴重，尤其是疾病在個體身上特別敏感的區域顯現出來的時候。再更嚴重者，甚至會影響到個體的意識平面，進而影響降生。

身體與各部位的創傷

它們代表第二種溝通模式。這是訊息漸進的第二個程序，代表個體在無意識間尋求解決方案的階段。創傷是種積極的表達，代表了雙重企圖。首先，它是種新的訊息，儘管比先前的形式更明顯，但仍然是種開放溝通的形式。內在主宰在車身上更用力敲打，直到敲壞門框，製造足夠的噪音，並藉此迫使車夫聽話。在這個階段，要直接改變當下狀況仍然是有可能的，因為它處於能量濃縮或解放的程序中。因此只要我們證實收到並接受訊息，就不需要重蹈覆轍。但前提是我們必須先讓令人不舒服的動力暫時停下來，再求理解與改變。

而創傷同時也是激發或解放緊張能量的一種積極企圖。就因為如此，它在身體中的產生絕非偶然。震傷、割傷、扭傷、裂傷等，會在軀體上的某些特殊部位產生，以刺激在這個部位的能量循環，或釋放堵塞在此的能量，有時兩者皆有。它因此給予我們極為精確的資訊，告訴我們自己身上發生了什麼。扭到右腳腳踝或割傷左手拇指、第三節頸椎移位或撞到頭，各自象徵有什麼不對的地方。

某一天，在某一場講座中，當我說明這個觀念並提出範例時，我正談到膝蓋的問題，並解釋這象徵與他人的關係緊張，尤其是在與他人的關係裡放手，或接受某事的困難有關。我聽見有人爆出一陣笑聲作為回應，我便詢問這位表達意見的聽眾，我剛剛說的話裡有什麼那麼好笑。這位男士回應我說他在兩年前扭到膝蓋，純粹只是因為他在一場激烈的足球比賽裡射門時扭傷，所以在運動裡的意外受傷，沒有什麼好去理解的。我問他傷到哪邊膝蓋，他回答右膝。我建議他想想看，在那個時候他是否與一位女性有著緊張的衝突關係，他是否對她有什麼無法放手的事情。接著，由於不想太深入這個話題，沒等他回應，我便繼續演講。但在接下來的半小時，我見到他開始思考、搜尋，接著他的臉猛然刷白。我打斷話頭，問他怎麼了，他於是與所有人分享自己剛想起的事情。在比賽前晚，他接到妻子正式提出的離婚要求信，他在這問題上已經煩擾好幾個月，一直拒絕接受離婚。

創傷是積極的，因為它在陽性中展露；一般來說是產生在軀體的外顯部分，就像是肢幹、頭部、上半身等。主要是與軀體表面循環的，防衛性的能量有關。受傷的部位成為我們要去解讀的基礎資訊，但偏側性可以讓我們理解得更仔細。扭到手腕一般而言象徵了某些事情，但知道是左手或右手，便能更精確地表達這個象徵。要知道緊張程度越高，或沒有被「發現」的期間越長，創傷就有可能越嚴重，甚至更暴烈。但它仍是「正面」的，積極的，就算導致死亡意外；它代表某種企圖，有時是極端的企圖，去行動、去釋放、去改變一些什麼。它必須被理解，而若有需要，就必須依此理解進行治療。若不是這樣，我們可能會冒上壓制探尋解決之道的風險。

身體與心理疾病

最後第三種訊息，是附於疾病上的，無論是身體或心理的疾病。這是排除緊張的階段，可以歸類為「消極」的內在扭曲。這屬於陰性，處於身體或精神的深處。個體消除了他的緊張，但這次是藉由「閉鎖」的方式。內在主宰讓馬車損壞，迫使車夫停下。這種排除含有某種迫使停止，不再允許直接改變的象徵。它在濃縮或解放程序的最後階段才出現，出現在馬車運轉不完整或不正確，而我們的「固執」已經成形時。此時我們必須再經歷一次，重新學習，以讓新的經驗能夠進入到意識投影中，並在其中註記，但這端看我們對於自己生病背後的真相了解多少。

疾病有兩個好處。首先，是釋放累積的緊張能量，此時疾病扮演了閥門的角色。我們可以認真考慮代表性的「現代」方法，亦即對抗療法（化學藥劑），壓制甚至「根除」疾病，或在疾病發作時阻礙它的表達。但疾病同時也是警告訊號，與創傷有著一樣的精確度。它極為精確的傳達在我們之內發生的事情，並對未來給予有意義的指示。

疾病是消極的訊息，是患者最後的傾瀉，有時甚至會被認為是一種失敗的經歷。一輛損壞而後被修復的馬車不會像新的堅固，也不會再受到主人同樣的信任。無論有意識與否，疾病都代表了對失敗無能去理解、去承認，甚至只是去感受內在扭曲等見證。我們不知如何反應或別無選擇，無法改變事物，或甚至更糟的是，我們認為自己沒有足夠的力量去抵抗。因此我們即使知道有更好的排除方式，卻仍選擇消除這些訊息。如果我們能在疾病修復後從中學習，就能夠發展出內在免疫，否則便會更衰弱，越來越容易生病。要排除的壓力越久遠就越強大，疾病也會「需要」更深刻、更嚴重的表現方式。

在疾病的「消極」與創傷的「積極」之間的差異非常重要。在創傷方面，軀體能借助奇蹟式的癒合現象來修復損害，這是積極的，因為是受創的細胞或與其同樣的細胞自我恢復，亦即車夫自己就可以修復。在疾病方面，軀體的修復要借助免疫系統，這是消極的，因為修復得借助沒有生病的細胞介入，也就是必須找來技師修復馬車。

動作倒錯（佛洛伊德式錯誤）

對於「動作倒錯」，佛洛伊德提供了我們一個個體在心理與軀體上的互動概念。他說在我們的口誤、粗心與意外發生的動作中，我們釋放了無法用其他方式釋放的內在緊張。因此，當我們口誤時，可以被認為是我們表達了真正的想法。

令我驚訝的是，他把這些行為歸為「動作倒錯」。這些行為確實是會被自動歸類為錯誤、不適當而且必須避免的（至少對多數人而言）。可惜的是，這就會讓我們盡可能阻止這些動作發生，特別是在心理上製造某種更有效的內在禁止。但就算這些行為造成的結果並不令人期待，我還是比較喜歡稱它為「動作成功」。因為這種行為是無意識企圖向意識進行溝通的表現。這是一種訊息，無意識向我們的意識表示事情並不和諧，彼此不一致，所以透過它表達某種內在緊張。這是內在主宰在車夫打瞌睡時接過韁繩，希望經過坑洞或隆起時的震動能吵醒他的表現。

「動作成功」可能有三種形式。它可能是口誤，也就是口頭表達的「錯誤」（用了別的字彙取代原本要說的）、「笨拙」的動作（打翻水到別人身上或打壞東西），產生不符期待的動作；以及最後更為創傷性的行為如割傷、扭傷或車禍。我們在關於創傷的篇章裡見過這一項。

這個說明讓我們能理解為什麼佛洛伊德會把它稱為「動作倒錯」，因為它永遠會採用某種負面的形式呈現。原因很簡單，我們的無意識行為就像嬰兒，當嬰兒發現他的雙親對他不夠照顧、太少傾聽時，他就會採取任何手段試圖改變情況。在搖籃裡，他會哭鬧、喊叫，而這行為有效，所以是好方法。接著，他就會在打破盤子、考壞成績或和弟妹起爭執時做同樣的事，而我們的反應就像雙親一樣。我們太忙碌導致無法知道內在嬰兒的需要，我們只有在麻煩已經造成，也就是負面時，才會行動。在此之前，我們什麼也不知道。在意識與無意識之間正是如此，後者向我們送出許多積極訊息，可能是透過鏡像效果或者夢境，但我們時常無法或還沒準備好要傾聽這些訊息。

無意識作為內在主宰，因此便進入第二階段的「負面」訊息，展現出不高興，好讓我們傾聽並且能聽進去。如果持續溝通的過程中，沒有被意識的過度膨脹切斷，訊息便會透過生理或心理的緊張、夢魘，或輕度的「動作倒錯」（口誤、弄壞重要物件等）來表現。如果溝通品質極差，甚至幾乎不存在，訊息的強度就必須提高（當電話訊號不好，我們有時需要喊叫才能被對方聽見）。我們就會進入意外或衝突的第三階段，藉以刺激並產生創傷。我們可能也會因為這樣而生病（著涼、過量或極少飲食等）。最後，如果溝通被完全切斷，就會導致嚴重的、結構性的疾病（免疫系統疾病、癌症等）。

鏡像效果

在狀況實際發生之前，生命會持續給予我們各種在身上發生的資訊與反思。這些訊息總是從周遭傳來，不斷給予我們正確而深刻的資訊。為了協助我們理解自己是誰以及我們的體驗，而由生命所提供的第一級資訊，稱為「鏡像效果」。事實上，生命透過許多方式告訴我們並引導我們，我們只需要傾聽。透過觀察周遭所發生的事情，以及其他與我們相同的人們，我們就能擁有用來理解自己的無盡資訊。「鏡像效果」便存在於這個對生命的理解中，對此，著名的心理學家榮格（Carl Gustav Jung）表示：「我們在他人身上察覺到自己的千種面相。」

這個鏡像效果是什麼？它是在我個人研究中最難接受的哲學概念之一。它意味著，一切我們在他人之中與他人之處所見到的，都只是我們的倒影。當某人身上具備我們所喜愛的部分，那就是我們自己不敢相信或不敢表達的部分；到目前為止的解說還能接受。再更深入一些，當某人身上有什麼地方是我們不喜歡的，這說的是某種我們身上也有的同樣部分。我們拒絕見到它、接受它，而我們也不能容忍它在別人身上發生，因為它會回到我們身上。這是不是更難承認？讓我們認真想想，就算我們是全世界最偉大的特技演員，但我們身上有哪一個部分是我們永遠無法親眼看到的？那就是我們的臉！而這張臉代表什麼？有什麼用？它代表著我們的身分，也是貼在身分證件上的照片，我們要見到這張臉的唯一方式就是透過鏡子，我們在那裡見到自己的倒影。在生命中，我們的鏡子就是別人。我們所見到的、送回給我們的影像，就是我們自己的忠實反射，告訴我們自己身上發生了什麼。我們常見到不公正的人們，而這讓我們思考自己對別人的不公正；我們常常遇見貪婪的人，而這讓我們想到自己的貪欲；我們時常被背叛，而這讓我們想到自己的不忠誠。

當然我們不會在別人身上看到我們不喜歡的部分，就進而反省自己是否也有這些部分。但如果我們完全誠懇，如果我們不加評判地對真實自我觀察，我們很快就會發現他人與我們的相似之處，以及相似的時刻。生命讓我們只能看見、只能感覺到、只能被那些我們感到有趣，與我們有關的事物所吸引。幾年前，當我選擇某天要去買一款汽車時，我就曾因此感到驚訝。這款車已經上市大概一年，但從我決定要去買的那天開始，在路上我就不停地看到這款車。在那短短幾天的時間內，我的注意力就特別被這款車吸引。我們在其他人那裡看到的也是一樣，都是我們覺得有趣，與我們有關的事物。

鏡像效果的第二個部分，是我們的意識投影、我們的無意識、內在主宰，引導我們遇見適當的人。這個原則會有負向與正向的作用。這是讓我們在真的想要得到什麼時，就能偶然似地遇見能幫助我們的那些人、那些書或廣播電視節目。但這原則，就如榮格所說的「共時性」[6]現象，當我們的人生有某些事物需要理解、需要改變時，生命也會讓我們遇見「不方便」的人。這有時會讓人感到難以掌握或接受，但我們只要問自己一個問題：「我在這個情況下有什麼需要了解的？」或「這場相遇、這個情況是希望我能了解什麼？」若我們夠真誠，回應便會來得很快。喇嘛與藏傳佛教教徒也說，在生命中「我們最好的（讓我們最能行動、最能進步的）主宰，便是我們最大的，最讓我們受苦的敵人」。

6 有意義的巧合。

但不幸的，我們太常聽不見或聽不清楚這些警告我們未來會發生什麼，以及我們需要下什麼功夫的訊息。因此我們只得走向倒錯的行為、創傷，甚至疾病。它們向我們傳遞訊息，所以為了它們，我們也得學習如何解讀它們的語言。我們將在本書的第三個部分提到這些，來研究身體的不同元素、功能。這部分乍看似乎無用，因為所有人都自認為知道手、腳、胃或肺等是做什麼用的，但我們知道的只不過是這些部位的一小部分形象，我們只知道機械性的功能而已。最好能夠將它擴展到功能的整體意涵，尤其是它的表現、它的心理投射上，如此我們可以從中明白當它們在身體上展現出緊張時所代表的含義。如果你只對這些有興趣，可以直接跳到第三部分。

對我來說，解釋這些所發生的事物、如何和為何發生，是有用的。經由人類真相的整體展現，我們開始看到為何事物如此運作。接下來，我們要談到它如何在我們身上發揮作用。這是能量的領域，要去理解人類的能量。我將提出道家對能量及其在身體中如何建構的體系。陰、陽、經脈針灸、脈輪，這所有概念都能讓我們辨明身體內在的事物，並掌握既存的交互關係。有賴於它們，我們能將自己被現代科學分離並區隔開來的各部位連接起來。因此，我們能重新給予它們某些無疑已經多少被我們遺忘的意義。

「我的心很害怕它會受傷。」男孩對煉金術士說。

那是在某個晚上，當他們兩人坐在沙地裡，遙望著無月的天空時。

「告訴你的心，害怕比起傷害本身更糟。

而且沒有一顆心會因為追求夢想而受傷……」

——《牧羊少年奇幻之旅》／保羅·科爾賀

「並非是上天斷人生路，

而是人在生命中步入歧途，引來死亡。」

——孟子

* 編按：本句應是出自《孟子．離婁上》：「苟不志於仁，終身憂辱，以陷於死亡。」作者將「志於仁」引申解釋為「上天賜予人的正道」，並將全句理解為：人若對自己的生命逆道而行，終會導致死亡。

第二部分

如何連結我們身上的事物？

Deuxième partie：
Comment cela se passe-t-il?
Comment relier les choses en nous?

「人在天地之間」的概念：人體中的陰陽能量

在許多解析並保存了人類完整概念的傳統思想中，中國道家學説對我來説特別有趣。道家哲學，藉由「一法通萬法通」的概念，把個體放到了正確的位置上。人類的微觀構造和宇宙的宏觀構造相同，從這個大原則出發，人類的身體和宇宙以同樣的規矩建構而成，並遵循同樣的循環法則。最易見的例子像是季節、月相或日夜循環等。

人類在天地之間，接收天地的能量。人的角色是催化能量，轉換為人體所用，並因此發展自我。個人因而直接參與了天地的均衡，而若人與整體、「萬有」分離時，便無法被理解，量子物理學家們也無從反駁這一點。事實上，他們重新發現了這個「一法通萬法通」的概念，並見到事物間互動的程度，以至於連研究者的存在與測量工具的存在，都會影響實驗的結果。所以難道真實並不是如笛卡爾主義想讓我們相信的那樣嗎？

這些量子物理學家，另外也經由結合如榮格、沃爾夫岡．包利（Walfgang Pauli）

或克里希那穆提（Krishnamurti）、戴維．玻姆（David Bohm）（愛因斯坦門生）等人的研究而邁出重要的步伐。物理學家戴維．彼特（David Peat），與北美印地安人、北非白人一起工作，因為他們描述與理解世界的特殊方式，使他們不去表達或描述事物、物件，而是程序、功能。我們會在第三部分看到，這種觀點如何使對事物及事物間的互動理解更豐富。他們的「眼光」並不停留在一處，而是放在持續的動態之上。弗里喬夫．卡普拉（Fritjof Capra）在其著作《物理學之道》（*The Tao of Physics*）中展示了在這種量子取向之上，他如何藉由道家哲學「尋回」數千年來的許多歷史法則。我再次強調，和某些人的想法相反，我認為道家是一種生命哲學而非宗教。

老子與孔子是這種哲學，特別是陰陽觀的先驅與「傳經人」。他們是哲學家、文人，而不是教徒。透過陰陽與五行這兩個概念主軸，凡是宇宙裡的所有生命都可被解析並建構。我們只需要對事物進行經驗性的、聰明的觀察，並要有「開啟」某些意識領域的能力。

第一個概念是陰陽理論。它的根據是，萬物的存在與運作都是陰陽兩股力量持續互動的結果。陰與陽兩極是完全互補的。事實上，儘管這兩種力量彼此「對立」，但它們永遠不會互相抗衡，也不會僵持不動。當其中一方達到最興盛的時候，便形成了另一方的起始與誕生。

一切事物都環繞在「陰陽」的概念周圍建構、被觀察並理解。所以有日就有夜，有天就有地，有黑有白、有高有低、有老有少、有美有醜、有正面與負面、熱與冷等等。陰陽的兩極結構清晰地顯示了生命的形成，另外還能讓我們理解到一切事物都不會只有一面，就如同道家太極圖示中的**陰與陽，分別都帶著一小點對立的色彩。**

生命中的所有藍圖都能在卦象裡找到，這些完整或中斷的條紋，代表了陰陽（2，二元對立）與八卦卦象（3，三位

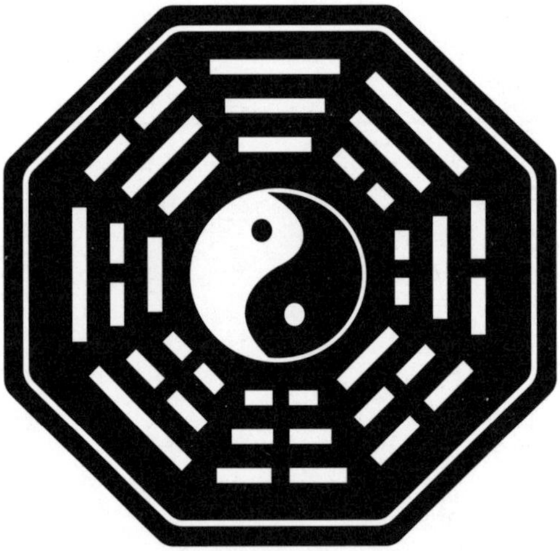

道家圖式

一體）所有可能的結合。每個卦象由三個陰（中斷）或陽（連續）的條紋組成，對應著家庭（父、母、子、女等）或自然（風、石、低地、山脈等），並同時象徵生命能達到的潛能。兩兩配對後，這些八卦卦象成為「六十四卦卦象」，成為《易經》的基礎。但這本書並不是卜卦之書，而是翻譯我們的內在訊息，以及內在主宰給予我們的訊號的有效工具。我們將在之後看到這些訊息有多麼重要。

就像我們在底下這兩個方塊中看到的，生命裡一切顯現的，都能透過陰或陽的形式加以分類。這裡無法列完全部，只能提供一些範例，最重要的是能捕捉到陰

陰	陽
月亮、冬、水、北、冷、夜間、女性、母親、被動、負面、接受、感受、情感、深處、黑、暗、昏暗、內在、遮掩、空間、低、右、溫和、柔軟、顯現、實在、姿態、真實、雙數、物質、容量、實質等。	太陽、夏、火、南、熱、日間、男性、父親、主動、正面、給予、行動、反射、表面、白、清晰、光、外在、明顯、時間、高、左、堅硬、僵直、不顯、不實在、思想、虛擬、單數、能量、質素、本質等。

陽之間明確的分野。

憑藉無法撼動的邏輯，中國哲學家們將這個分野應用到整個宇宙。無論是宏觀的，或是人類身上的微觀構造。例如在人體裡，底部是陰，高處是陽；右方是陰，左方是陽；臉部是陰，背部是陽；深刻的是陰，表面的是陽。

我要重申一次，陰陽概念並不僵化，而且正好相反，陰陽的觀念是相對比較的概念。如果冷是陰，不那麼冷的就是陽，而最冷的才是陰；如果暗是陰，沒那麼暗的是陽，較暗的則是陰。如果熱是陽，最不熱的是陰，最熱的是陽；如果明亮是陽，最不明亮的是陰，而最亮的是陽，依此類推。亦即，陰總是某些事物的陰，陽總是某些事物的陽，兩者都只在互補、有所比較之下才能呈現，就像是先有了右手才會有相對的左手；先有了低，才有了相對的高。

第二個概念稱為五行。中國人透過經驗觀察世界上的元素，提出宇宙萬物是由五種基礎原則所管理、塑造。這五個元素分別是木、火、土、金、水。

這個以五種元素通稱的五行法則，它的起源在遠古時代就已佚失，並在對於無論是氣候、季節、能量、植栽或其他一切自然循環的深刻觀察過程中逐漸強化。五行法則認為宇宙是存在於一個循環性的功能系統中。

五行之間同時根據「相生」與「相剋」兩種基本循環而運行，就連宇宙的存在也以此為基準。我們能在五行裡找到道家的元素，每一項都具備或多或少的陰或陽。

五行中的每一行都有複雜而完整的內涵，也都會有對應的行星、方位、季節、氣候、色彩、味覺、氣味、食料、器官、臟腑、陰陽經脈、時辰、心理狀態、生理型態等等。這些豐富的象徵對我們顯示了這個能量法則最基礎的重要性，它同時也是道家理解人類與一切生

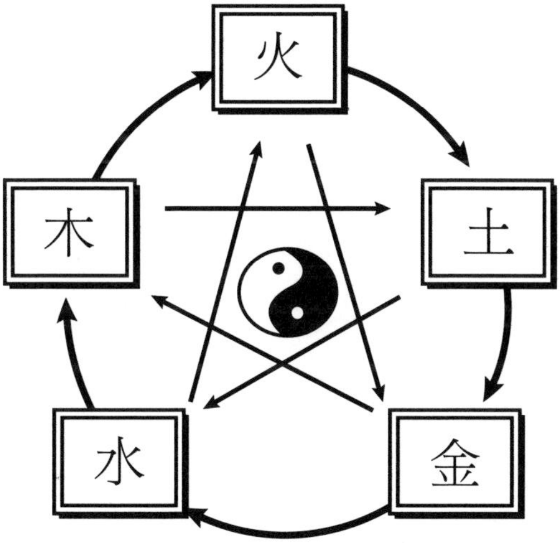

五行

命呈現的基礎（關於這主題，可參閱我的先前著作《能量的和諧》〔*L'Harmonie des Énergies*〕和《基本指壓按摩2》〔*Shiatsu fondamental tome 2*〕）。

舉例來說，我們能用季節（春、夏、秋、冬），一種非常有趣的方式，解釋生命中的其他循環。它能完美闡釋一日的長度：早晨是一日之春、中午是夏、午後是秋，夜晚是冬。它也能用在人的一生：出生與幼兒期是春、40歲前是夏、成熟（60歲前）是秋，老年與死亡是冬。事實上，這個「季節」的區別能描繪任何一種時間階段，像是計畫、疾病、房屋建造或消化過程，一法通萬法通。

因此就像我說過的，五行並不是停滯、僵硬的，而是正好相反。也因此我較喜歡「行」這個詞彙，而非「元素」。「行」根據兩條極簡單而精確的法則互動。這兩條法則，同樣是基於對自然運作法則的觀察而建立的，並且定義、管理了五行之間的關係。讓我們再回到微觀與宏觀的哲學，事實上，古代中國人觀察到在宇宙裡，所有互動關係都是基於兩個基本定義操作的：加法與減法（乘法只是加法的集合，除法也只是減法的集合）。因此我們能加上或減去某些東西。中國人提出這兩個法則，也就是管理五行互動的唯二法則。

行	木	火	土	金	水
主要方向	東	南	中	西	北
季節能量	春	夏	季末	秋	冬
氣候能量	風	熱	濕	乾	冷
全天能量	早上	中午	下午	傍晚	夜晚
色彩能量	綠	紅	黃	白	黑
食物味道	酸	苦	甘	辣	鹹
生命時刻	出生	少年	成人	老年	死亡
陰性器官	肝	心	脾一胰	肺	腎
陽性器官	膽	小腸	胃	大腸	膀胱
生理	眼、肌肉	舌、血管	締結組織	皮膚、鼻、毛髮	骨、髓、耳
感官	視覺	言說	味覺	嗅覺	聽覺
分泌種類	淚	汗	唾液	黏液	尿
生理症狀學	指甲	膚色	唇	體毛	髮
精神類型	感知、想像、創造	智慧、熱情、意識	思想、記憶、理性、實在主義	意志主義、嚴格、行動/事物	嚴肅、意願、多產、決心
能量類型	驅動、外部化	表面	分配	內部化	集中
激動心理	疑慮、憤怒	快樂、喜悅、暴力	反省、憂慮	悲傷、沉痛、關懷	焦慮、恐懼
良性心理	和諧	明亮、賣弄	慎重、穿透	清晰、正直、純潔	嚴格、嚴肅
心理品質	高雅、美	繁盛	富足	堅決、實現心態	傾聽心態
中國星象數字	3 與 8	2 與 7	0 與 5	4 與 9	1 與 6
相關行星	木星	火星	土星	金星	水星

五行與對應的元素

基於加法的，稱為「相生法則」。它成為五行間第一種與形式有關的完美邏輯。木生火、火生土、土生金、金生水、水生木，而後又生火。

讓我們解釋一下。木能滋養、哺育、製造火，因此便能生成火。同樣地，靠燃燒稻桿為土地施肥的農人們也無法反駁火能滋養、哺育土。

符合同樣邏輯的，是土能製造並「形成」金（從土壤中提出的礦物）。金能「製造」水可能比較難理解，金屬氧化時，會釋放出水結構中的氫。氧化需要水，而當我們藉由催化氫與氧來製造水時，我們需要金屬電極。還有，金

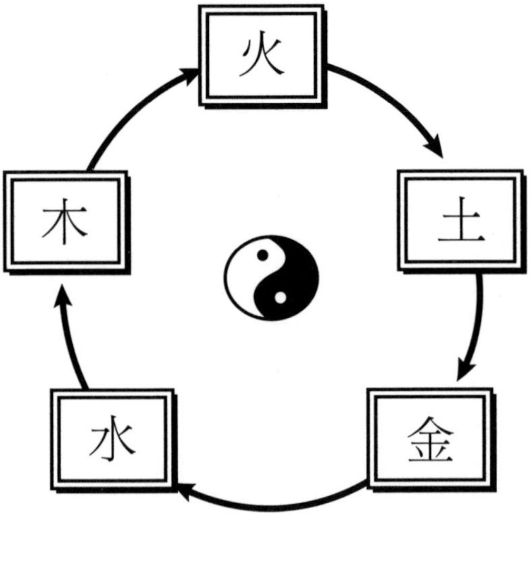

五行相生

屬加熱時，它也會變成液態。最後一個解釋也能用在另一個關係：水是金屬之「子」。基本上，**在母親肚子裡的嬰兒靠母親滋養、「餵食」。他「消耗」她，就像水靠融化的金屬「餵食」一般**。而後，水「生成」木則較容易理解，因為所有植物都需要灌溉才能成長。

第二個法則，稱為「相剋法則」，它源自於減法。這條法則定義了五行之間的第二種關係，同樣也很明顯。木剋土、火剋金、土剋水、金剋木、水剋火。

這裡的解釋也相當簡單且符合邏輯。木剋土，就是它主宰了土，也可以說是抑制了土，因此要穩定沙丘或阻止

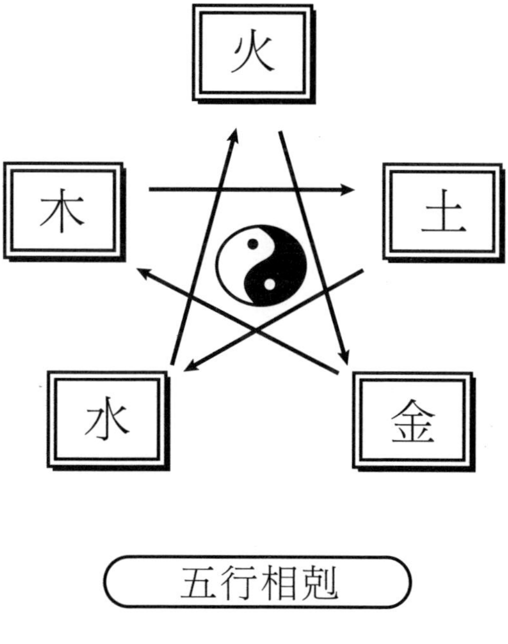

五行相剋

土壤侵蝕的話，我們就會種植植栽。火「控制」金也很明顯；事實上，要用火才能鑄造、鍛打、形塑金屬。而土能「控制」水也是，土容納了水，才能聚積成池、成溪，或成河。接著，要理解金控制木也很簡單，我們靠金屬來切割並塑造木料。還需要解釋水如何控制或克服火嗎？它能讓火「冷卻」，甚至熄滅。

這些意象都非常清楚，不需多加解釋。此即定義了五行之間互賴關係、內在連結的兩個簡單自然法則。它們指出五行之間的互相影響與關聯，也解釋了所有相關的對應標準（季節、時刻、失衡、型態、素質、個體類型等），特別是在我們經脈中循環的能量品質。第97頁的列表能告訴我們五行之間的對應，以及一些與它們相關的元素。

我們能將相生、相剋法則以一個簡單的圖示象徵，同時又能用「一法通萬法通」的哲學概念補足。事實上，五行中的每一個元素，都圍繞著這兩個法則與五個「次」行而形成。例如，在金行裡，又有土、水、木、火，當然也有金，藉以構成這一行。這一切都在我稱為「鏡宮」的觀念裡可以明白，舉例來說，在凡爾賽宮著名的廊廳裡，當你站在一面鏡子前時，身後的鏡子上也會出現你的形象。你的形象還是屬於你，但實際上你可以透過前後鏡子不斷的反射看到無數個逐漸變小的、上面都有你的形象的鏡面。「一法通萬法通」的概念能與此相較，五行之中的每一行又都包含了五個「次」行，並以此構成。這也與「現代」科學中，由本華．曼德博（Benoît Mandelbrot）發現的「碎形」（fractal）現象非常相似。讓我們來看看這個圖式。

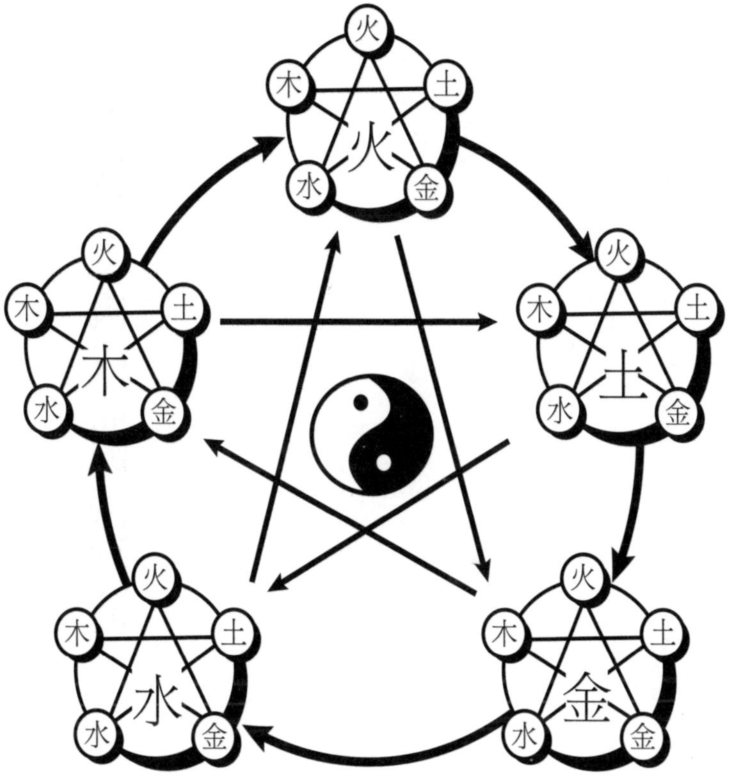

五行中還有五行

能量如何運作、構成並取得均衡

如同我曾在《能量的和諧》和《基本指壓按摩2》中所提到的，人類的出現是源於「初始原理」的行動（或說「神聖規則」、「原始能量」、「宇宙能量」、道，端看我們的信仰與文化而定），以及天地的能量及互動、陽與陰（道之中不可分離的元件）的顯現。初始的混亂，無序與無形混沌，在某一天受到這個力量的行動所安排，這個力量被稱為道，是獨「一」的原理。這個「一」，現身並生成二，亦即陰與陽。這兩種形體與能量在天地之間現身，彼此之間接觸、結合與轉變的特殊節點就是人。

人作為這個程序的積極參與者，他激發並轉換所有穿透他、圍繞他的能量。

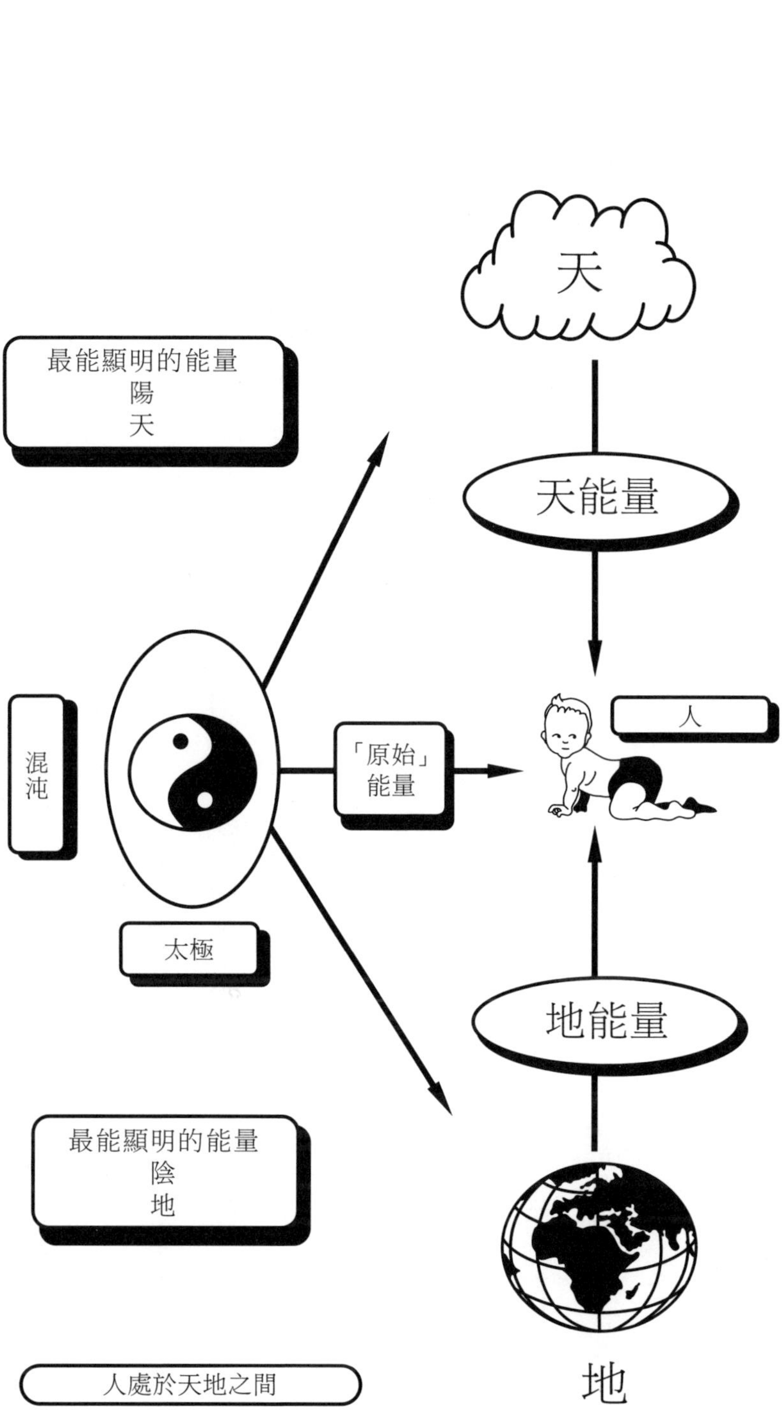
天
最能顯明的能量
陽
天
天能量
混沌
「原始」
能量
人
太極
地能量
最能顯明的能量
陰
地
人處於天地之間
地

人作為陰陽、天地能量彼此接觸並轉變的節點，結合這些，以構成人的本初能量（意為本質的、極為重要的）；簡單地說，就是成為他體內的燃料。這些燃料會與其他「先祖」能量結合，若使用汽車比喻，其他能量即是「汽油添加劑」。在這混合物之中誕生了新的能量，我稱為「生命」，就是我們個人的精鍊燃料。每個人都有獨特的生命能量，讓我們能在個別而獨特的存活時間裡，與它的力量和弱點、優越與缺陷、滿足與貧乏並存。

在人的一生裡，會接受並吸收天的能量（特別是經由肺部與呼吸，「喘息」），與地的能量（特別是經由胃部與食物，「攝食」）。

人消耗、同化這些能量，並形成本初能量，構成了每個個體獨特的粗製燃料。接著，結合本初能量與先祖能量，便獲得了精鍊燃料，其中包含了它當下的力量、它的抗拒、它的人格類型與傳承的能量素質（若要生育的話）。先祖能量在生命能量質與量的調節上扮演了重要的角色。如果本初能量因為失衡（天或地的能量過多，或品質不佳）而有所缺憾，先祖能量便會介入、扮演調節者的角色，利用「庫存」來重建質與量的均衡。

接下來，同化並影響這些能量素質的方式，可能會受到我們對能量的認識以及是否希望它進化的影響而精進或退步。充足與均衡的營養補給、體格與呼吸的訓練、適當的行為與心理態度，都能幫助我們每個個體獲取具備足夠優勢的能量。

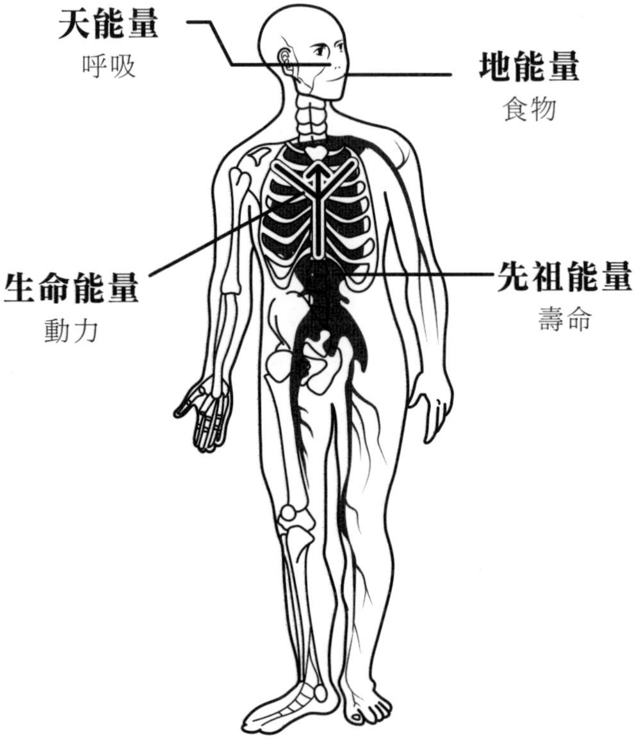

個體之中的能量

我要說明這個特別的「添加劑」，也就是先祖能量，因為它對我們每個人而言，都扮演著具有決定性的角色。就像它的名字所指出的，這個能量帶著祖先的記憶，它是人類及其精神的記憶。它是根源，因為它，每個個體都與人類整體及自宇宙初始以來的歷史彼此相連。我們可以把它想像為一股山泉，儘管不停流動，它仍帶著整座山的歷史，它的礦物、自冰河時期以來的成分。就像是在今天成為水的冰雪，可能是在數百萬年前所落下的。藉由這種先祖能量，我們與我們的、家人的，特別是親屬的歷史（阿卡西紀錄）永恆相連。在此，我們接觸到的是集體無意識與榮格式的原型。

每個人的先祖能量規模都不同，這在一開始就有定數。根據既有的生物韻律，能量會在生命過程中減少，就像一個無法鎖緊的水龍頭、逐漸漏光的水庫一般。這個流失的節奏可能會因為我們對於庫存的索求而加速，是這個先祖能量決定了我們每個人的壽命。因此，我們可以輕易理解自己對食物、生理與心理衛生的態度，並依此會影響到當下的健康與往後的壽命與活力。請記得，是先祖能量補償了一切的失衡。

讓我們再回到生命能量上。就像之前看到的，它是由本初能量與先祖能量所構成。我們每個人的內在都進行著這種深層的煉金術，精確地說，就在兩腎之間，道家人士以三足鼎為其象徵。這個能量中心與我們深處迸發生命之力的泉源對應，是陰陽與五行的兩種法則規範管制著生命能量的循環。這股能量巡迴全身器官，並利用陰陽動力滋養保衛全身，在這些稱為能量經脈的特殊管道裡流動。它遵循五行與兩極所定義的互動形式，扮演好自己的角色。

能量如何在體內循環？（經脈）

從三足鼎出發，我們生命能量開始循環。它爬上一條稱為中脈的渠道。接著經由較小的特定渠道發送至全身器官，道家人士認為針灸的重要經脈就像是流經全身的河。一部分的能量接著循環至身體或器官的表面，以保衛它們，另一部分深入其中，以予其滋養。

生命能量在我們全身經由像是河流的經脈而循環。有十二條「有機」經脈，分別與特定器官有關聯，另有兩條「補充」經脈，胸前的是陰，背後的是陽。有些經脈生來是陰性，有些則是陽性。

底下的這個表格中列出這十二條基本經脈，以及其陰陽屬性。

在身體深處與表面，這些跟隨軌跡所流動的，是我們所說的「精鍊燃料」，儘管經脈並不與任何特別的生理路徑對應，但它確實存在（主流科學也「發現」了它！），並且是它讓我們的人性、生理、心理與精神得以運作。儘管帶著器官之名，但經脈並不只扮演生理上的角色，同時也在心理上扮演重要的角色。它連接了身體與精神，而它運送的能量，使它所連結的器官與心理得以運行。靠著經脈，我們才能「連接」在自己身體之中的所有事物。

	陰	陽
經脈或器官	手太陰肺經 足太陰脾經 手少陰心經 足少陰腎經 手厥陰心包經 足厥陰肝經	手陽明大腸經 足陽明胃經 手太陽小腸經 足太陽膀胱經 手少陽三焦經 足少陽膽經

這種循環，依循著迴路不斷運行。從中脈出發，每天循著精確的日程運作，從肺經到大腸，接著到胃，再到胰臟—脾臟；從脾臟流往心臟，接著是小腸，膀胱再到腎；接著到手厥陰心包經、三焦、膽，最後到達肝。在此之後，循環重新開始一日二十四小時的運行，每個階段為時兩個小時。

這種生命能量的循環週期，在各經脈之間循環貫注的時刻，會讓每條經脈與每個器官具有強大能量，產生「能量潮汐」。但是它並不對應，也不決定某些經脈之間的能量關係與互動。我們會在後文看到這部分，那是由五行法則所決定的。

這讓我們能理解更多時間生物學在今天「重新發現」的事物。人體並不是僵固的機器，反而，每天的各個時刻都與我們器官的強弱有所對應，也與它們相關的心理有所對應。

十二條經脈與兩條補充經脈根據不同路徑在我們全身運行，經脈在身體兩側的相似處經過。依據前面提過的邏輯，在向右的偏側性上，能量具有陰的含義，而在向左的偏側性上，則是陽的含義。每條經脈都有其陰性或陽性，在陰性與陽性時與不同器官相連。

我覺得應該在這裡說明中國能量體系裡的器官概念。每個季節都與一個陽性器官及一個陰性器官相連，代表陰陽兩極在軀體裡的展現。陰性器官包含心、胰─脾、肺、腎與肝；陽性器官包含小腸、胃、大腸、膀胱與膽。

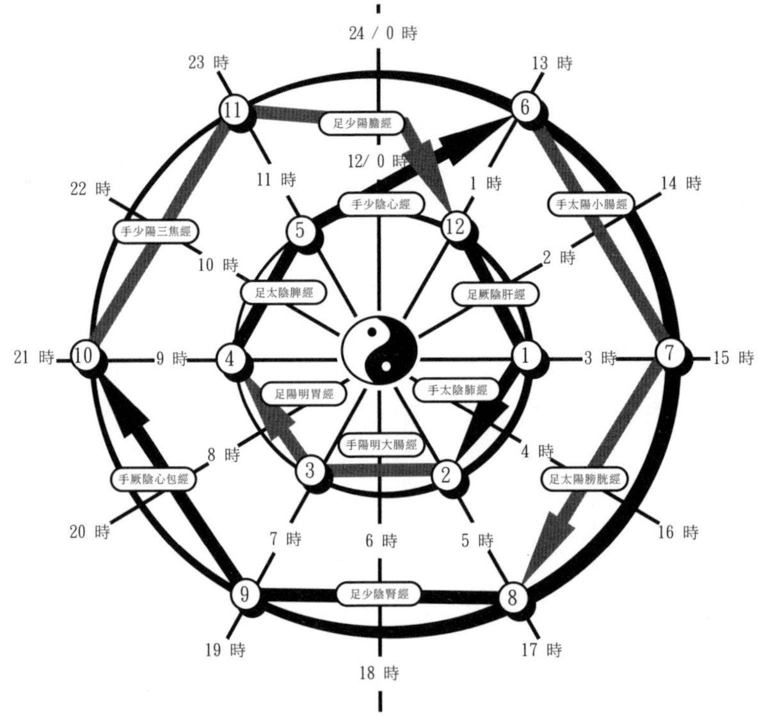

陰性經脈

陽性經脈

生命能量的循環週期以太陽時計算

手太陰肺經	陰	3 到 5 點（太陽時）
手陽明大腸經	陽	5 到 7 點（太陽時）
足陽明胃經	陽	7 到 9 點（太陽時）
足太陰脾經	陰	9 到 11 點（太陽時）
手少陰心經	陰	11 到 13 點（太陽時）
手太陽小腸經	陽	13 到 15 點（太陽時）
足太陽膀胱經	陽	15 到 17 點（太陽時）
足少陰腎經	陰	17 到 19 點（太陽時）
手厥陰心包經	陰	19 到 21 點（太陽時）
手少陽三焦經	陽	21 到 23 點（太陽時）
足少陽膽經	陽	23 到 1 點（太陽時）
足厥陰肝經	陰	1 到 3 點（太陽時）

對我來說，這種哲學邏輯裡最有趣的，是中國人「發現」陰性與陽性器官的方式。據說有個有趣的故事，描述道家決定器官是陰性或陽性的方法，就像我們在之前陰陽「分類」時所見到的，重的、滿的與陰對應，輕的、空的則與陽對應。既理性又實際的道家拿出裝水的容器，把人或動物屍體的器官與臟腑浸入水中，浮起來的（因此輕於水的）是陽性，陽性器官盡皆如此；沉下的（因此比水更重）是陰性，陰性器官皆是如此。

我常使用這個水及密度的比喻來解釋陰、陽與道（或其顯現的太極）。陰是在事物中最常顯現的形式，而陽是最少顯現的；太極則是兩者的調和。我們可以用水來理解，它是生命，也是生命之源，此即太極與道。水最明顯（於是為陰）的型態是冰，而最不明顯（於是為陽）的型態則是水蒸氣。

關於經脈間互動，我最後還要提出一點：它們是被五行法則所定義的，每條經脈都與一種行有關，如下頁圖表。

經脈或器官	對應五行、陰陽
手太陰肺經	金、陰
手陽明大腸經	金、陽
足陽明胃經	土、陽
足太陰脾經	土、陰
手少陰心經	火、陰
手太陽小腸經	火、陽
足太陽膀胱經	水、陽
足少陰腎經	水、陰
手厥陰心包經	火、陰
手少陽三焦經	火、陽
足少陽膽經	木、陽
足厥陰肝經	木、陰

經脈對應表

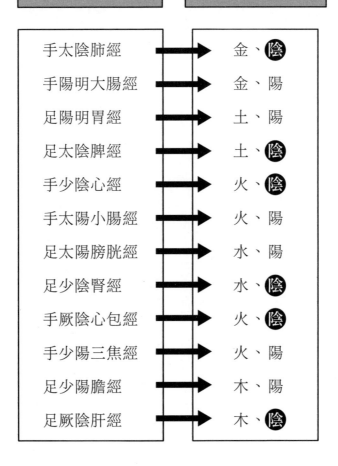

下半身與上半身

就像在前文道家體系裡看到的，低處是陰，高處是陽。如果應用在人體上，軀體的上半部是陽，而下半部是陰。請記得這些概念的相對性，所以當我們觀察的目標是身體的下半部時，則腿的上截是陽，下截是陰。下方的圖示可以讓我們更清楚地理解。

若只看上半身也是如此，這個邏輯能應用在全身。因此我們將會從宏觀出發，也就是從最大的層次出發來看事物，逐步精進到最小的微觀層次。

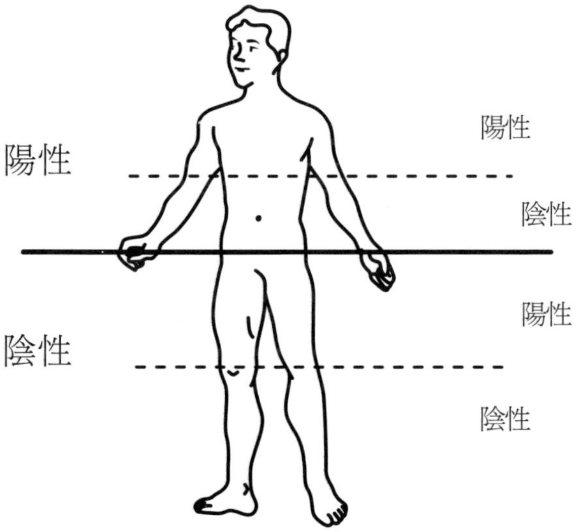

人體陰陽分布

讓我們舉個簡單的例子。某個人為膝蓋問題所苦，膝蓋是腿的一部分，因為腿在人體下盤，所以第一層關係屬於人體的陰。但若以腿為主，膝蓋正好落在中央，也就是說在陰與陽之間；它的功能是橋接、結合上下部分，所以第二層關係便是落於陰陽之間。簡單地說，這便是陰中之陽與陰中之陰之間產生了問題，我們要尋求的訊息與可能的解決之道，也就在這之中。我們會再用這個例子漸漸精進，特別是陰與陽的關聯象徵，以及偏側性和軀體每個部位的角色。

右半邊與左半邊

我們同時也見到了陰陽與偏側性有關。右是陰性而左是陽性，我們身體的右側與陰有關，而左側則與陽有關。讓我們採用相對性的概念來看：軀體上盤是陽，下盤是陰；軀體左側是陽，右側是陰。所以軀體的下方左側就是在陰性區域中的陽，是陰中之陽；下方右側則是在陰性區域中的陰，是陰中之陰。軀體上盤是陽，但右側是陰，所以上盤右側是在陽性區域中的陰，是陽中之陰。上盤左側是陽，因此是陽中之陽。

讓我們回到膝蓋的例子上。我們已經看到這是軀體陰性區域的問題，與這個部位陰陽之間的「連結」有關。如果這是在左膝蓋，便是陽性的偏側，我們可以進一步說明問題來自於此人的陽性活力，與人生陽性面之間的關係。如果是右膝蓋，則這一側是陰，此人在陰性活力，或與人生陰性面之間有問題。如此，我們可以看到事情更精準了。

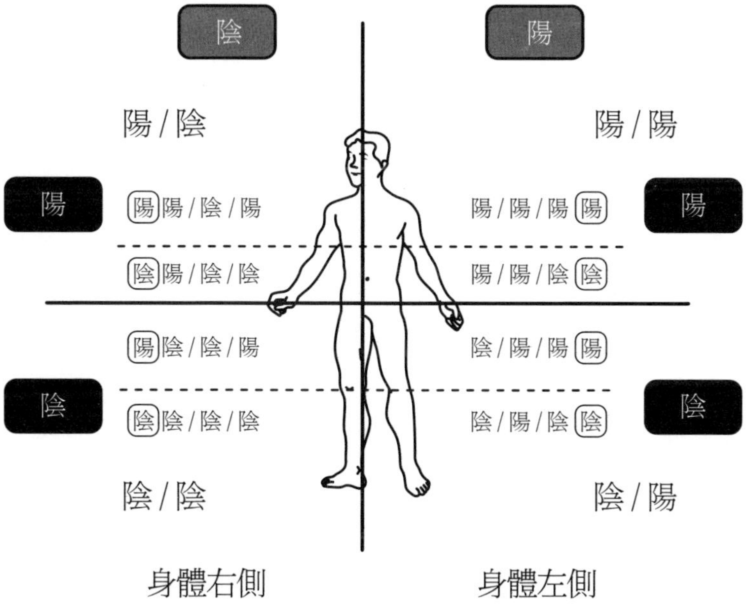

深層與表面

在之前，我們也已經看到陰對應到深處、遮掩之物，而陽則與在表面的、顯著之物有關。在我們身體深處的是陰性，例如器官；在表面的，例如我們的皮膚，則是陽性。讓我們再次應用相對性的原則。身體深處、陰性的事物，其表面會是陽，深處則是陰。譬如，我們的肺部遭到感染，這會與此軀體的陰性區域中的陰性部位有關。相對的，如果是胸膜（外部包覆、肺部外表面），就是這個陰性部分之中的陽性部位出了問題。

是什麼連結了身體中的各部分？（經脈與五行）

現在應該可以試著去理解，是什麼將我們身體中的各個部分（器官與部位）連結起來，同時也可以延伸至心理與精神層次。在這個研究裡，道家的概念相當有用，因為它給了我們相當深刻的聯繫，但或許對抱持笛卡爾精神的人來說，則會有些困惑。

有了經脈理論與五行法則，我們便有了第一層的詮釋，給予器官與軀體各部位之間，以及心理上的潛在關聯性。「氣」能量在經脈之間循環，而經脈與五行對應。我們身體裡所有部位的關係，以及它們與外界的關係，因此而清晰地顯現，讓我們更容易理解自己的許多態度或反應。在我先前著作中提到的有機心靈的理論，讓我們對於精神與心靈之間細緻且發達的關係能更理解。我們將會用上脈輪的哲學。

首先，我們要對人體中的十二經脈，一條一條照規則進行說明。可對應參考第110頁的圖表。

● 金行

金行掌管我們與外界的關係。我們面對外界保護自己的能力，以及處理外來攻勢的能力都要靠它。因此這條法則是我們的甲冑、我們的鎖子甲。它的保護層次是直覺反射的、不經思考的，能把我們帶往反應性，甚至是即刻反射。它的感知層次是物理性的感受，它也是掌管我們迅速消除或驅逐攻勢的能力。

金有切割（刀劍）事物、選擇的能力。這是「司法」的判斷，是尋求確切與正義的決定。沉重、必要的選擇，要求切割乾淨，便要依賴金行。我們有時在理性反省的層次上運作，會因過多反省而僵化，這就是為什麼我們要倚靠我們的「金行」來選擇、切割。

最後是我稱為「自為意志」的世界，唯意志主義。以力量和堅韌所打造的事物，就像刀片能切割物質，是因為它比被切開的或被刺穿的事物都要更堅硬。

有兩條經脈與金行有關，手太陰肺經與手陽明大腸經。

手太陰肺經（中國生肖屬虎）

肺與秋有關，它能吸收生命活動所倚賴的「氣」的能量。這種能量從外而來，特別是（但不只是）以氧氣的形式，在人體中轉換為基礎能量後成為生命能量。它的角色是賦予力量，以及對抗外界攻擊的抵抗能力。

肺掌管外在與內在的平衡。它負責面對外界的保護（皮膚）。照料身體能量並協助心臟控制從空氣中得來的能量。這些與血液相關的能量，滋養所有器官。另外，肺也透過其引導的能量轉換，而積極參與能量品質的保障。身體要能正確循環與滋養，地的能量（包括食物）必須與天的能量（包括空氣）結合，才能形成基礎能量。很明顯地，當這種結合沒有好好地被引導時，身體組織就無法被好好地「滋養」。

在生理上，這條經脈對應呼吸機制，但也和皮膚、鼻、毛孔系統有關。因為是肺調節了這些區域的熱能均衡，並在氣候的攻勢下也能保護自己。在心理上，它與針對「外界」的防衛能力有關，這也是我所稱的「自為意志」的彰顯，對事物採取的行動，特別是對內的、不顯著的、隱蔽的行動（甲胄）。

它的強勢時間是3點到5點，路徑終止於雙手的拇指間。

手陽明大腸經（中國生肖屬兔）

它是肺經的輔助者，同樣與秋有關。它有運輸與消除廢物、阻止氣能量停滯的功能，因此它影響所有的排泄。它管理的是有機固體，膀胱管理的則是有機液體。它排出我們攝食、消化，而沒有被身體吸收接受的物質。它對食物扮演這種角色，同時也如此處理一切觸動我們心理經驗的事物。如果它運作不良，個人身體（肺、腸、腎、膀胱）或心理上的所有排泄都會出問題。

大腸經作為肺經的輔助，同樣與生理與心理狀況有關。

它的強勢時間是5點到7點，從兩隻食指開始運行。

●土行

它負責想法、反射、深思。一切與記憶有關的，更精確說是與經驗有關的，都要倚靠它。理性、務實主義、方向性，以及憂慮與故步自封，也都由土行掌管。

土的能量由兩條經脈吸收，負責我們與「物質」的關係，藉以掌控宰制這種能量。土讓我們吸收並同化一切與現實、物質世界有關的事物。嫉妒、羨慕，以及豐足、揮霍都來自於土。與土行有關的經脈是足陽明胃經與足太陰脾經。

足陽明胃經（中國生肖屬龍）

足陽明胃經藉由消化來接受並轉換地的能量，它的經脈與胃經以及整個消化道都有關。它負責消化事物，無論在生理（我們攝食的）或心理（我們所見聞的、事件、經驗等）皆是。它負責接受實質的（食物）或心理的（事件）養分，進行暫時儲存與第一次的能量轉換。一切與「實體」食物有關的都由它負責，讓我們能掌控占有自己涉入的食物物質。

它與身體運作所產生的熱量有關，因為這些都有助於胃經和消化道的良好運作。這條與胃口有關的經脈，也掌管母乳（別人的食物）的形成，生殖內分泌、子宮與月經的運作。我們看到了它與食物的關係如何重要，因為它管控了我們所接收的（食料、資訊），以及我們給予的（母乳）或我們轉換的（教育、訓練）。

在生理層次上，這條經脈連同輔助它的足太陰脾經，對應的是肌肉、結締組織、肌肉群，位於嘴與唇上。在心理方面，它與思考、記憶、理性與務實主義、反射與憂慮有關。強勢時間位於7到9點，運程結束於第二腳趾（食指）尖端。

足太陰脾經（中國生肖屬蛇）

足太陰脾經，就像足陽明胃經一樣，對應著「季末」。其經脈與消化機制的內分泌有關，可見於嘴、胃、膽、小腸，以及乳腺與子宮的內分泌。它扮演不斷將養分分配到全身的中樞角色。事實上，養分並不能直接為組織所用，而這中間的轉換便是由胃經與脾經所完成。它也透過肺經與空氣的能量產生聯繫，並轉換為基礎能量。

胃經的消化液是由脾經所控制，分辨有用與無用的食料。脾經還同樣掌管我們吸收的液體，因此，脾經調節身體裡所有的養分與能量，負責一切藉由消化、「接收」的物質之間的形式與品質。有關物質世界以及對應的擔憂、不安全感，例如與職場等有關的焦慮，都有賴於脾經。

它在消化糖分時扮演的角色非常重要。藉由它，我們能補足對於甜食的需求。我們在下文將會看到，這如何讓我們以不同角度去理解如糖尿病等現象。在生理與心理上，脾經對應的部分與胃經相同。

它的強勢時間是9點到11點，運程從大拇趾開始，經過足部內側。

●火行

就像名字所表達的，它是那些在我們體內燃燒火焰的經脈。這種火焰是內在的，與個體的熱情面向有關，也與其「光亮」的面向、心理與智慧的澄澈有關。精神上的聰明、知識、智慧和靈性亦與此行有關。對事物的清澈眼光、精神的自由、理解的力度，以及分析的靈感都屬於火。它賦予清晰度，但也賦予主觀性。

愉悅、快樂、幸福滿足都從它而來。情感的世界倚靠火行，但若它過度發達，所承擔的熱情有時便會成為暴力。不管是在感受、抒情或其他方面上，這都是奔放的一行。一旦熱情存在，火行就在。樂觀、投入、訴說與表達的能力等都倚賴它，同時我們的熱情、激情與熱心也是。

有四條經脈與火行有關：手少陰心經、手太陽小腸經、手厥陰心包經與手少陽三焦經。

手少陰心經（中國生肖屬馬）

手少陰心經與夏有關，這條經脈有助於身體內部對於外來刺激的適應。它與情感狀態緊密相連，並調節身體裡大腦與五感的行動運作。

它被道家人士視為器官與心靈的「帝王」。智慧與良知倚賴心經。手少陰心經、手厥陰心包經（稱為「宰相」）與大腦之間存在著直接的聯繫。心經若有任何失衡，都會影響擴散到其他每條經脈。它控制血液輸送，並支配輸血管道。因為與舌有關，所以也讓人能夠辨味。

在生理上，這條經脈位於前額，可由顏色辨認，並對應舌頭與血管。在心理上，它與良知、智慧、熱情、靈光有關聯，但也與暴力有關。它是愛情，卻是激烈的愛情，那種灼燙的、消耗性的愛情。

它的強勢時間是11點到13點，終止於每個小指端點。

手太陽小腸經（中國生肖屬羊）

小腸經對應夏季，如同其輔助的心經。它是「海關」，是輔佐帝王的私人諫臣。它透過將送往脾經的「純粹」事物，與送往大腸經、膀胱經等清除臟腑的「不純」事物分離的過程，以確保食料的吸收。

它在心理上也扮演同樣角色。它將精鍊的養分送給組織並確保各方面的吸收（將接收到的訊息個人化，是「主觀」的開端）。這些轉換需要許多熱量，這就是為什麼小腸經屬於火行，也代表身體最熱的所在。在其他方面，它與心經有著同樣的生理與心理特徵。

它的強勢時間從13點到15點，其運行始於雙手的小指尖。

手厥陰心包經（中國生肖屬狗）

心包經是種與心經有關的虛擬器官，因為這個關係，它便與火行對應。它協助心經控制中央循環系統，並調節身體的養分。心經與其他所有器官的關係首先都會經過心包經（由三焦經協助），企圖使這些關係達到平衡。它的角色是代言人，負責將心經的命令傳遞到全身。道家人士稱之為「宰相」，心經則是「帝王」。因此它負責連結並統整一切在我們體內發生的事情。它形塑、建造、許可並規定所有關於我們對事物的內在概念化，是心經監視著內在指標與信仰。最後，它也負責性事及其平衡。

心包經與血管結構、心肌、心包相關，它的行動對心理特質與品質相當重要，因此也與大腦有關。它促進循環，負責分配在生理（血液循環）或心理（想法的傳導、推理的順暢度、回收各種念頭）上的事物。與它相關的情緒有快樂、愉悅與幸福。

它的強勢時間在19點到21點，其運行終止於雙手的中指。

手少陽三焦經（中國生肖屬豬）

三焦經輔助心包經，就像心包經具備心經的道家元素，三焦經具備小腸經的元素，對應於火行與夏季。它附屬於小腸經並平衡心包經傳出的能量。它作用於毛細循環，並透過在漿腺上的作用，藉由淋巴腺來保護身體。它在循環上協助心包經，作用於毛細管，特別是毛細淋巴管上。

就像它的名字所指出的，它與熱量有著重要關係，並表現為三種互補的層級：上焦、中焦、下焦。在這裡，我不會詳細說明三焦各自的特殊角色，因為此刻不會有太大的作用，對此有興趣的人可參考我的先前著作《能量的和諧》。

這條經脈其實控制了臟腑工作的「氛圍」，並調節體內的熱量。它負責內在與一切外來的事物之間的連結與協調。它構築、建造、批准並規範所有關於我們對於外來訊息概念化的事物。是它讓信仰的新指標建立在我們之中。

在生理上，三焦的三個層級位在身體的不同處。上焦對應橫隔膜（胸）之上的半身部位，中焦對應橫隔膜與肚臍之間的腹部，而下焦則對應於肚臍以下的腹部。

它的強勢時間是21點到23點，從各無名指尖開始運行。

●水行

它管理我們體內一切與深層能量有關的事物，就像地下水流般，是種深刻、有力、含蓄但堅定的能量。先祖能量與它有關，因為我們內在最深處印著個人歷史的沉澱。它是我們「無意識」的能量，也是我們建造現實所依據的個人結構圖式。

因此，這一行與我們的典型：社會的、文化的、家庭的，及所有刻劃在我們之中的無意識記憶（不同於土行代表我們有意識的記憶，以及經驗所得）對應。我們深處的祕密法則，像是今天我們常說的刻劃在ＤＮＡ裡的，都屬於水行。

這讓水行具備驚人的力量。這就是為什麼水行負責我們內在的力量、努力的韌性、恢復的能力，以及深層的意志（並非唯意志論）。我們儲存的能量，以及與先祖能量有關的長壽潛力，都有賴於水行。我們決定的能力，在決定（金行）之後，都倚賴此行採納某些事物並展開行動。最後它也是我們的聽覺，我們將經驗融入自己既有的能力裡，延伸其意，它也是我們得以接受的潛力。

在心理與精神層次上，嚴格、精確、展開行動、聽覺等都有賴於水行。我們深處的、纏繞器官的恐懼也由它管理。

兩條經脈與水行有關：足太陽膀胱經與足少陰腎經。

足太陽膀胱經（中國生肖屬猴）

膀胱經就像它所輔助的腎一般，與冬季有關。它與所有泌尿機制、與腎分泌合作的腦垂體和自主神經系統有關。它在體內液體淨化程序的最終產物，就是尿。

它是能量轉換的最後階段。尿是充滿毒物與多餘物質的不潔液體。膀胱經與腎經相伴，因為它主導排尿，同時也能管制並排出「老舊記憶」，我們準備要改變、要放棄的，老舊而深刻的圖式。我們能輕易理解這個角色，因為這兩條經脈都與自主神經系統有直接的關係，後者是我們無意識的生理性「大門」，攜帶著我們最深的記憶。

在生理上，這條經脈對應骨骼、骨髓、耳朵。在心理上，它與嚴格性、生殖力、精確度、決策性以及聽力有關。

它的強勢時間是15點到17點，其運行終止於雙腳小指尖。

足少陰腎經（中國生肖屬雞）

腎經對應於冬季。它控制生命能量所倚賴的組織液的組成和排泄，並指揮防禦系統對抗壓力，它也藉由淨化機制來規範酸性比例與毒性物質量，它更掌控兩邊的腎上腺。這個角色讓它能管理我們的恐懼，和面對世界的回應態度。我們的攻擊性、回應性、逃脫性（腎上腺素）或冷靜度、我們澆熄火氣的能力（皮質激素）都是由腎經管理。

腎經負責水的儲藏，及在其他每個器官需要的基礎能量。它更進一步是陰／陽能量的均衡基礎，因為生命有賴於腎水與腎火的結合。事實上，左腎經主要是陽／火，而右腎經主要是陰／水。這個偏側性非常重要，因為它會在我們的身體上出現作用。

腎經是「生命力量」的基礎，特別是繁殖能量（精子與卵子的生殖力）也有參與。藉由陰／水的特質，它用來均衡基礎能量帶來的火，這種能量會是「物質」的向量，與「生命」向量有關。

在生理上與心理上，這條經脈與膀胱經所關聯的元素相同。

它的強勢時刻在17點到19點，從雙腳大腳趾關節開始運行。

●木行

木行對應於春季。它象徵所有事物的春天，也就是最一開始。我們開始一個計畫或一個行動的能力、想像和創造力都倚賴它。在人的生命中，它代表出生與幼年。我們的柔軟、內在的可塑性，與肌肉的張力都由木行而生。

就像在冬季（水行）之後長出的新苗，夢想倚賴木行，因為它是無意識（水行）的表現。它讓我們展開內在與外在的旅行。所有觸及外部化（呼喊、歌唱，以及戲劇、藝術表現）的，都由木行能量所支配。

我們與美的關係以及感受與情感等，都來自水行，相愛、尊重他人、友情、忠誠都倚賴它，但激情則倚賴火行。而倫理與遵循內在法則的觀念都屬於木行（但遵循外在法則時是金行），由此延伸或相對的情感，害怕被背叛與憤怒都是此行的彰顯，係因受到威脅或失衡而產生。因此它無論是在生理或心理層次上，對於個體免疫的健全，都扮演著重要的角色。

有兩條經脈與木行相關，足少陽膽經與足厥陰肝經。

足少陽膽經（中國生肖屬鼠）

足少陽膽經，就像它所輔助的肝經一樣，與春季相關。它分配營養元素並管制全身的能量均衡，引導消化道腺體的分泌，如唾液、膽汁、胃液、胰液、腸道與十二指腸等。

它控制營養元素分配時的均衡與「正當」，致力於與肝的嚴密配合，後者提供它用來分配營養時的基礎元素，這就是為什麼肝膽配對的能量均衡如此重要。依據天性，膀胱也在「道德」層次上參與了心理與器官的狀態。當它達到均衡時，就能知所面對，並具備堅持的勇氣和能量；當它不夠均衡時，士氣便會消弭，自己產生的失敗想法會創造出導致實際失敗的環境。它與其輔助的肝經一同負責與感受和情感相關的事物。它屬陽性，因此與外在關係有關，與生活、表達、接納感受與情感的能力相關。而它同時也和直覺與個體深處的真誠有關，這會對膽的能量產生影響。

在生理層次上，如同肝經，這條經脈對應於眼睛、肌肉、指甲。在心理層次上，它與正義、勇氣、和諧、純粹等觀念有關。

它的強勢時間是23點到1點，其運行終止於雙腳的第四隻腳趾（無名指）。

足厥陰肝經（中國生肖屬牛）

肝經同樣也對應於春季。它讓營養元素能夠儲備，因而調節一般活動所需的能量。在被疾病攻擊時，它藉由打開防衛機制的能量閘門，決定了對抗疾病的能力，並扮演血液輸送、分解與排毒等重要角色。此處註記它是與情緒和感情有關的角色，事實上，倚靠心經的血，也輸送著情感。如果血是「汙濁」的，情感的品質便告低落，而被情感餵養的情緒品質也會惡化。

藉由與血液的直接關係（製造與組成），它也在免疫程序中扮演重要角色。它抽出毒物，安排凝血，並調節代謝，是它決定了能量的品質。就像膽經一般，它管理我們與情緒和情感的關係，但這裡是在陰性層次，亦即在「內在」，藉由提煉、篩檢來將感性轉換為情緒與情感。

在生理層次上，肝經與膽經對應於同樣的元素。

它的強勢時間是1點到3點，其運行始於雙腳大指尖，經由外緣，在與脾經相對的另一側。

「忠言逆耳。」

——中國諺語

第三部分

身體的象徵訊息

Troisième partie：
État des lieux
Messages symboliques du corps

身體每個器官或部位的使用

在或許有點令人費解，卻是必須理解的理論之後，現在我們要將理論分析實際應用在身體上。身體是如何被「製造」出來，並且存在的呢？能如此有效運作的各部位或器官，它們扮演的角色又各是什麼呢？

現在我們來到本書的案例章節，我們能在這裡找到痛苦的直接解答。本書的第一章避免讓我們「瞎子摸象」，讓我們能理解，或至少接觸到在痛苦背後細緻而深刻的機制。我們因此能用每個個體的生命整體，來看這些事情發生的重要性，而不是只看見當下的單一事件。我們因此能試著給予痛苦某種意義，而不只是絕望的尋找能讓警告訊號閉嘴的方法。

在第三部分，我不會去建立一套系統化的術語，例如只要尋找「膝蓋」，就能看到精確而詳盡的象徵列表，因為某些書籍作品自稱如此，但在我看來並不實在。

我們遭受的痛苦或創傷，是由我們的無意識、內在主宰所發出的訊息。就像我們的夢境總是象徵性的，強弱度則會根據遭遇的問題本身而有所不一樣；也像沒有人能說明你的夢境代表什麼一樣，無人能說明你的病痛代表什麼，我們只能給你一些反思的方向，和病痛可能的象徵，但這些精確意義並不是對所有人都有效。譬如（就像我在某些書裡看到的），我不認為我們能對一位左胸疼痛的女性說「這代表妳沒有好好照顧自己」，或「這代表妳過於關注妳的孩子」。可能有一部分是對的，但毫無疑問地，也有一部分是錯的。它的確能讓說出這些話的人保持權威感，留在「知曉者」的位置上，卻不能讓病患成長。

我們每個人都帶著自己的歷史，各有千秋各不相同，所以怎麼能如此概化呢？就上面的例子，我認為可以向這位女性說明的是：胸部代表什麼？這是女性特質的首要元素，讓我們能滋養孩子，給予食物，保持生命。**因此它表示兩種事物：女性特質與關注、照顧別人的能力，特別是照料被我們視為孩子的人**。因此它有可能與任何一個被我們視為孩子、並對他負責、照料他的人有關。另外，很明顯地，在哺乳期與幼童期間，女性會徹底投身在母親的角色裡，並養育後代。她養育並保護這個完全倚賴她的孩童，對於那些我們照料、保護或倚賴我們的人來說，也是如此。這讓我們能建立一種特別的關係，在他人需要時，我們能夠「涵蓋」別人不懂或做不到的事物。我們因此必須為他去理解、去行動，或告訴他該怎麼做。

最後回到左胸上。記得在後天的真實層面，左偏側性對應陽性，也就是對應男性象徵。因此我會請這位女性思考在她生命中的哪個階段，或許她曾經為了一位她視為孩子的男性（兒子、丈夫、兄弟、雇主等）過度操心，忘我地投入。她曾因為他偏好母親的角色，而脫離女人的身分嗎？我會請她認真思考，她與這位男人之間有多少明確的「權力」關係。只有當她真的想要時，才能發現真正的答案；只有當她能將我給予她的行為模式，與她自己的生命對照時，才能完全理解並選擇去改變態度。痛苦的實際存在，代表這位女士正面臨對她不適當的情況（身體的痛苦顯示出這位女士與這位男士間的關係並不適當）；痛苦的出現，讓她能避免用疾病來釋放內在的緊張。

我們看到痛苦的象徵和其接觸的部位，以及部位的投射，與心理上的再現有多麼大的關聯。接著我將會透過「功能」而非結構，來討論並更理解我們身體的各部位、不同器官或其組成的生理系統。這給了我們另一種更開放與「聰明」的視角，看待人類的「真實」。

在這最後一步之前，我們先回到身體偏側性的問題。我這裡提到的象徵，是由道家哲學以及其中對能量極為精細的整理內容而來。右側對應陰，左側對應陽。每一種能量流動都與某種象徵有關，這些能量能讓象徵徵兆增強，與我們的每日生活對應。以下是一些與陰陽象徵的關聯，也與人體左右側的象徵有關。

每次當我們身體上的偏側性出現時，便得根據不同層級，在相關領域中找出此時在我們生命中所發生的事情（根據顯現的深刻程度，也可能是近期的事情）。

這種偏側性的呼應，對於基礎的自我診斷也有效。事實上，我們每個人的身體都有慣於主控的一側，無論在一般性（柔軟度、胯部張度、乳房大小等），或特殊性（主視眼、耳朵靈敏度、常撞

陰性象徵

軀體右側

第一層級：母親、女性配偶、女兒、姊妹

第二層級：一般女性、雌性、事物或自身的結構、右腦、感受

社會層級：家庭、公司（在社會上代表母親、「滋養並保護在胸中」）、社會、教會

陽性象徵

軀體左側

第一層級：父親、男性配偶、兒子、兄弟

第二層級：一般男性、雄性、事物或自身的人格、左腦、力量

社會層級：個人主義、階層（在社會上代表父親、「教養、形塑並以身作則」）、權威、警察

到、最常受傷的體側等）都是。這種偏側性給我們一種自身深層動力的紋理，清楚表達出掌管我們、或我們需要解決的事情，是屬陰（母性呈現）還是屬陽（父性呈現）。

最後，我想要指出一個訊息需要被「讀取」並理解的重要觀念。**訊息只有當它們存在，並且能被經驗時才有意義。它們並不常會出現反向作用，也不表示有狀況時，這些問題、難受、痛苦就一定會出現**。讓我們來解釋一下，如果某個人尖叫，表示他不舒服，但另一個人不舒服時，並不一定會尖叫。每個人都有自己感受的限度，也有他自己獨有的表達方式。我的顧客中有兩三位在不舒服時會無法自制地大笑，相信我，這絕不是因為他們喜歡受苦。

每次當我們的腿不舒服時，表示我們正處在人際關係的緊張裡。但相反地，並不表示每次我們在人際關係緊張時，腿就會不舒服。根據這些緊張的原因，我們永遠可以選擇另一種方式和另一種表達，除非我們清楚並選擇保持沉默。

最後要提的一點是，只有藉由身體的訊息與靈魂的呼喊，我們才能碰到「真正」的問題，以及這是存在於我們的內在，並非外在，也沒有絕對標準。也因為如此，訊息的象徵只有在某種意義下才會有作用，所以我們也不可能在事前預知某種行為將會造成某種疾病或肉體痛苦。唯一高於我們，存於外在並施加於我們之上的，是生命法則的真實，以及支持生命顯現的能源均衡原則。我們在先天中選擇了一部分真實，它的主軸可簡稱為：「一切事物或心態，過度都是不好的。」**因為如此，我在此書中將會引用的例子絕對不是為了說明或證明，我們只是用實際例子來想像、展示每種個人的經歷，以及與身體痛苦之間的情境、關係。**

這一切都是從一條我珍愛、也是我時常提到的原則而來：我不要求你相信，我只要你嘗試著去觀察；你可以建立自己的信仰。在生命裡，我相信成功不是信仰問題，多半是信心問題（如果真的是個問題的話）；而失敗，則永遠是信仰的問題。

─身體各部分有什麼作用？

每個人的身體是如何構成的呢？光觀察人體，其實就可以看出許多事情。

首先，人體圍繞著稱為骨骼的堅固結構而建立。由骨頭組成的骨骼，堅硬可轉折，身體藉此可以行動。骨骼同樣也圍繞著稱為脊椎的主軸而建立；脊椎是我們的

「神奇主幹」，從中生出身體的其他「枝幹」。

在這個結構內，我們有各種器官，並都具有專為每項器官運作而打造出的最佳空間。而這一切，都因為極為精細的馬達（肌肉）和纜線（肌腱、韌帶）系統而能行動，並由一套能完整覆蓋的包裝（皮膚）來保護。

讓我們觀察一下這個由骨頭為主的構造多麼有趣。看看骨骼的構圖，身體中越重要的部分，就越是生命所必須；越精細，就越受到保護。

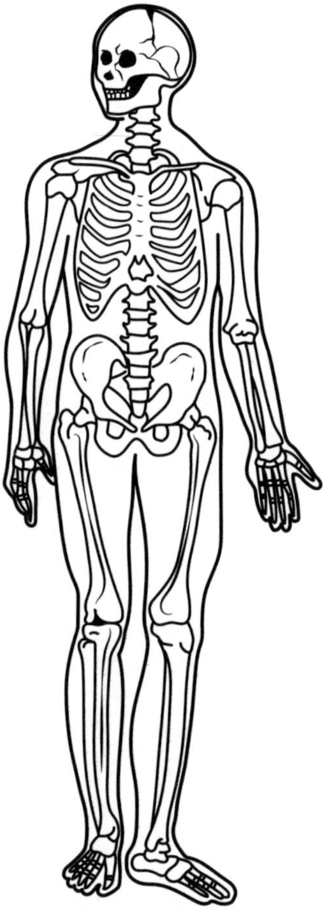

骨骼構造

我們的腹部，含有消化與排泄機制的臟器，由脊椎支撐，並倚靠在骨盆之上，卻沒有被骨骼結構所保護。它柔軟可伸縮，並可自由晃動。相對地，更為「必須」的肺與心，同樣由脊椎支撐，但又受到肋骨組成的骨架保護；它圍繞臟器，但仍保有

「晃動」的自由度與可能性。最後，我們的腦則完全封閉，由可視為骨質保險箱的顱骨保護。這些並非無用的觀察，因為這讓我們重新發現人體結構並不是隨機生成的。

現在讓我們拿出「機體」中的每個部分來加以分析，我們可在其中發現得以解析訊息的祕密。

● 骨骼與脊柱

脊柱是由多塊不同作用的脊骨所組成。它的骶椎有5塊、腰椎有5塊、胸椎有12塊，而頸椎7塊，我們可以由此觀察人體構造的邏輯。

5這個數字象徵著人與事物的基礎（5原則、5感、5指等）。7則象徵著靈性、神性與精密性（7種脈輪、7大行星、彩虹的7色、7音、猶太「燭台」的7個分支等）。然而，作為我們脊椎兩大基礎的骶椎與腰椎（前者為固定「起源」、後者可以動，為「基礎」）的數字則是5。我們的頸椎構成頸部，它承載著我們最精細的部位，也就是頭與腦，其數字則為7。最後，支撐我們軀幹的胸椎則是12，即是5和7的總和（5＋7＝12，就像12星座、12月分、12小時、順勢療法的12礦鹽、12使徒等），我相信這不是隨機而成的。

每塊脊骨都扮演獨特角色，並作為震動資訊從腦部傳出時的「分配軸心」。每個人的意識與無意識兩個層面，都藉由大腦這個中樞電腦系統與化學支援來與身體溝通。它將指示傳遞給我們最小的細胞，透過中樞神經、自主神經或植物神經系統（交感＋非交感系統）的中介來達成。針對不同的緊張與強度，它會經由脊椎「軸心」來展開釋放多餘能量的程序。

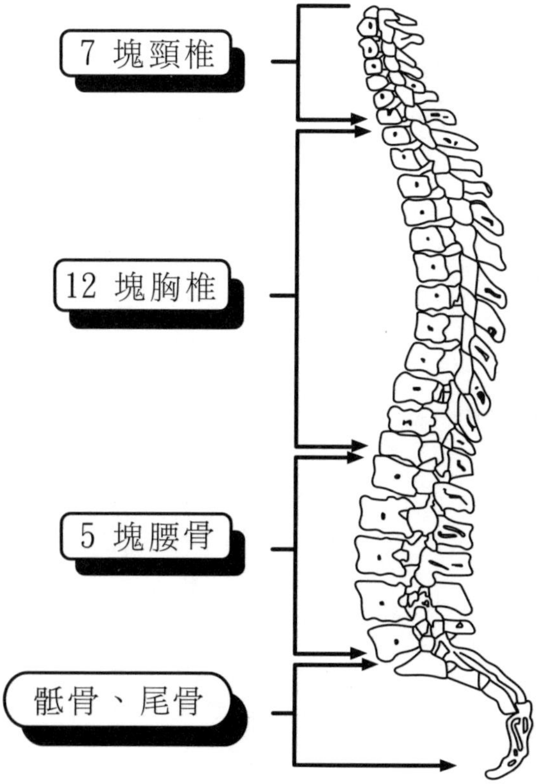

脊柱

脊椎移位、在前述脊骨周圍的肌肉痙攣等，會在第一時間引發相當嚴重的疼痛。如果持續不平衡或刻意壓抑，這個現象就會加重並轉為關節病、椎間盤突出或器官運作異常。值得注意的是，這個現象的產生，嚴格來說是被發現，通常會是在早晨剛醒來，也就是夜晚剛過的時候。這是因為夜晚是我們無意識表達與活動的重要時段，內在主宰需要夜晚的寧靜以表達自我，因為日間的喧嘩讓它無法進行這些。乘客坐在車內，以及馬車行駛在路上的噪音，使得車夫與乘客要等到馬車暫停，或途中出意外時才能交談。只有在最緊急或最強烈的狀況下，我們才會希望喚起「錯誤」的行為，讓我們能準確解決像是「閃到腰」的一般事故。在下列表格中，我們可以更清楚理解關於「脊椎移位」原則的詳細解釋，以及脊骨與器官之間的聯繫。

頸椎節數	對應層次	相關症狀
第一頸椎	頭、臉、交感神經	頭痛、失眠、憂鬱、暈眩
第二頸椎	眼、聽力、竇、舌	暈眩、眼疾或耳疾、過敏
第三頸椎	臉、耳、齒	臉部粉刺、紅斑、濕疹、牙痛
第四頸椎	鼻、唇、嘴	過敏（枯草熱、口部皰疹等）
第五頸椎	頸與喉嚨	喉部感染與疼痛
第六頸椎	頸部、肩膀、上臂肌肉	落枕、肩痛
第七頸椎	肩膀、手肘、小指與無名指	此部位疼痛、發麻與麻木

胸椎節數	對應層次	相關症狀
第一胸椎	上臂、手部、手腕、拇指、食指、中指、頭頸交界處	此部位疼痛、發麻與痲木
第二胸椎	心血管系統、心神經叢	心血管症狀或疼痛
第三胸椎	肺系統、胸部	肺部感染、胸痛
第四胸椎	膽囊	膽囊與精神問題、「膽部」偏頭痛、皮膚感染
第五胸椎	肝系統、腹腔神經叢	肝與免疫問題、情感耗弱
第六胸椎	消化系統、胃、腹腔神經叢	消化問題、胃酸過多、吞氣症
第七胸椎	脾一胰	糖尿病
第八胸椎	橫隔膜	打嗝、腹腔神經疼痛
第九胸椎	腎腺	攻擊性、反應性、過敏反應
第十胸椎	腎	脹氣、中毒、倦怠
第十一胸椎	腎	脹氣、中毒、倦怠
第十二胸椎	小腸、淋巴系統	吸收不良、關節疼痛、排氣

腰椎節數	對應層次	相關症狀
第一腰椎	大腸	便祕、結腸炎、腹瀉
第二腰椎	腹部、大腿	痙攣、腹部疼痛
第三腰椎	性器官、膝蓋	經痛、無力、膀胱炎、膝蓋痛
第四腰椎	坐骨神經、腰部肌肉	坐骨神經痛、腰痛、排尿問題
第五腰椎	坐骨神經、腿下部	痙攣、腿下部遲鈍、疼痛、坐骨神經痛
骶骨與尾骨	骨盆、臀部、脊柱	脊椎、骶髂關節問題、痔瘡

骨骼疼痛與脊柱

骨骼與骨架代表結構、我們內在的建築，所以每次骨骼疼痛時，就象徵我們內在結構對生命信仰的痛楚。這類結構多數都是無意識的，是我們最深處的原型，我們與生命的關係。人民最高的信仰（歷史、文化、習俗、宗教）都是這些原型的一部分，另外還有更個人的，像是種族主義、倫理、榮譽感、正義、反常現象或恐懼循環。骨骼是我們身體最深處的物質，一切都圍繞依附在它的建構之上。它也是我們身上最堅固、最堅韌與最堅硬的部分。豐饒的骨髓占據其中，這「內在的賢者之石」能製造出最神祕的人體煉金術。因此它代表我們的最深處，與我們性命相關的事物得以建立並附著在骨骼之上與其周圍。

當我們深處、基礎、與生命相關、相信的信仰，被深刻觸及時，骨骼結構會用痛苦或不舒服的方式向我們傳達訊息。正因如此，骨質疏鬆的現象特別會在某些、但不是全部的更年期女性身上發作。因為女性深處的原型形象依舊是生殖的形象，所以當某些女性將更年期視為女性身分的失去時，骨質疏鬆更容易發作。長久以來，這一直是女性在社會上的唯一「角色」。結紮或更年期的女性常被視為無用、不具生產力，多數女性都會在此刻被丈夫離棄。

骨骼結構的病變較為罕見，好發於身體的特定位置（腿、手臂、頭、手腕等）。訊息的象徵會直接與這些部位有關，但要記得它表現的問題極為深刻，是結構性的，與個人的基本信仰被干擾有關，無論這個信仰是對或錯。

脊柱側凸

這是在我們目前提到的問題裡，一個令人印象深刻的範例。這種脊柱變形可能會導致嚴重的發展問題，並具備非常特殊的特質。它從成長時期開始影響孩童，直到青春期後停止。讓我們先從簡單明確但值得討論的觀察開始解析。孩童的成長階段，稱為成長期，也就是當他離開童年世界（至少在體型上）朝向成人世界前進的階段。在骨盆與肩骨兩個軸承之間的脊椎發展，對他在生理的成長上特別重要。

脊柱側凸的現象是指骨盆與肩胛骨成長，但之間的距離卻維持不變，而脊柱的「高點」離地距離也不變。對孩童而言，這代表什麼？在他的成長過程中，這又象徵著什麼？

作為身體的陽性軸心與行動軸心（更多請參見後文中肩膀與雙臂的部分），肩膀象徵父親，而髖部則是身體的陰性軸心以及關係軸心（參見後文中髖部的部分），也是母親的象徵。這是孩童在無意識中具有的，與實際或象徵「地位」或「雙親」（教師、上司等）兩個部分有關。如果成人世界無法滿足孩童，孩子想要推動自己來加入成人世界的慾望就會消失，他會拒絕這個不吸引人的世界。因此，他會無意識地選擇待在更讓人滿意的童年世界。他會凍結住自己外在成長的基準，也就是他能實際看見並測量的基準。所以肩線與髖線將會因此凍結，保持在同樣的高度，維持同樣的距離。但是脊柱卻持續成長，被迫擠進兩個固定的端點內。嚴重時，脊柱側凸就爆發了。

脊柱側凸的第二個特質是，它會在青春期的末期停止發展。因為青春期是孩童根據外界來校正自我情感的時期，此時他會檢視自己如何找到自己的位置，以及如何喜愛自己與認識外界的能力。當他找到這樣的位置時，便不再需要凍結他的基準，並能夠放手去成長。

在這裡，我特別想到卡琳。這位14歲的年輕女孩，有著「猛爆性」的脊柱側凸問題，而專家們的建議是，立刻配穿上封住整個軀幹的矯正衣，一天24小時，至少也要好幾個月。她的父親在我這裡諮詢坐骨神經問題時提到了卡琳，我建議他在做任何事之前可以先聽取多一點的醫療意見，並向他解釋卡琳脊柱側凸「背後」的事物，建議他協助卡琳理解事情經過，以及理解她該如何改變這種讓她感到不舒服的「錯誤程序」。我向他建議，在我們一起進行這項工作的同時，接受某種自我矯治療法，以及一位順勢療法醫師的協助。在接下來的一個月裡，卡琳的脊柱側凸停止發展（但仍已移位1或2度）。在一整年的停滯之後，卡琳也再度開始長高（3到4公分）。

究竟在卡琳的生命中發生了什麼事情？一年前，卡琳因為成人的決定以及自己的選擇，失去了所有的基準。搬家、轉學以及父親的過度工作都讓她感到缺憾，並使她對成人世界失去信心。當時，卡琳心裡的陽光——一位交情甚深的親密友人，因為雙親決定要搬家，並且拒絕讓她和卡琳繼續見面或通信。卡琳又一次覺得自己被成人「背叛」，那天之後，卡琳就停止成長並決定保持她的童年。但在第三次療程後，當她告訴我，她在夢到「兇手殺害孩童」的惡夢後做了什麼事時，我知道她已經開始釋懷。

在主要結構之後，現在讓我們來看看自己的身體是如何建造並連動的。從底部開始，我們的身體有下半身部位、軀幹、上半身部位以及頭部。每個部位都扮演某種精確的角色，並與其功能有直接的聯繫。我們將會指出每個部位或器官上的聯繫，並讓它們回到精確的功能上。

下半身部位

下半身由兩個部分組成：大腿（大腿與股部）和小腿（腿肚、脛部與腓骨），以及三個重要的軸心與主要的連動機制，並結束於腳部。

連結並銜接腳部、小腿、大腿與上半身的連動機制，分別是髖部、膝蓋與腳踝。

小腿的主要角色與生理角色為何？它們讓我們能從一處移動到另一處、前進或後退。它們是機動載具，讓我們能和世界以及其他人產生關係。小腿的「社會」象徵極其強烈，因為它讓接近、相聚、聯絡、前進等動作成為可能。屬於小腿的一切都與在空間中，尤其是關係場域之中的動態有關。因此，小腿也是關係的媒介。它們是這種媒介在心理上的表徵與生理上的使者。

● 下半身部位不適

大致上，當小腿緊繃或疼痛時，象徵著我們與世界或某人之間的關係緊張，我們在這段關係裡難以進退。在小腿上的位置越精確，就越能指出並更理解我們所經歷緊張的種類。我們將會解析小腿每個部分的特殊象徵，只需要以與世界和他人的「關係」為基礎框架，置換每個種類的訊號即可。讓我們首先探討小腿、髖部、膝蓋與足踝的連動，接著繼續探討大腿、腿肚與腳部。

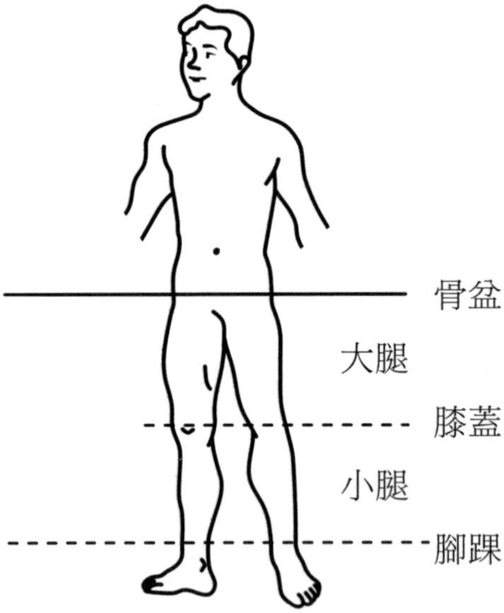

人體下半身部位

● 髖部

髖部是底部部位裡首要的、基本的、「母親」的連動機制，這些部位裡的所有運動都是從髖部出發，它也代表了我們關係世界裡最基本的軸線。我們說它是「無意識關係的承載者」（見第176頁圖表），我們的無意識從此處浮現並通往意識。我們的深層圖式、我們對於與他人、與世界關係的信賴，以及我們生存的方式，都藉由髖部呈現（當然這是指身體結構方面）。一切在上述幾種狀態之中意識或無意識的擾動，都會反應在我們髖部的層次上，包括骨盆與腰部的髖部，是我們內部與外部的深層力量，以及機動力、延展力等所在之處。我們與世界的關係，便是從髖部開始。

髖部不適

髖部的問題，疼痛、緊張、交鎖、關節病等，是在我們對基礎信仰產生疑問的狀況時才會顯現。當這個大腿主要基礎的連動機制鬆動時，象徵著我們內在深層的依賴對象、在生命裡最隱密的信仰也有所鬆動，尤其是在我們感到遭自己或他人背叛、遺棄的時候。

如果是左髖部不適，我們有的是關於陽性（父性）象徵背叛或遺棄的經歷。我想起曾在手術前夕，找我諮詢左髖部關節病的西爾薇。在聽她說明自己「機械性」的疼痛之後，我引導她前往更深層的問題，多說一些自己的生活，我問：「幾個月前，有哪位男性背叛或遺棄妳嗎？」儘管驚訝，她還是承認三年前失去丈夫的事實，但她很難看出這兩個事件之間有什麼關聯。於是，我向她解釋無意識的程序在釋放之前是如何運作的，她因而提及自己其實將失去丈夫的經歷視為某種遺棄，以及某種不公平。在兩場調和按摩以及嘗試處理這段記憶之後，她的髖部得到解放。在第二個星期，她已有整整兩天感覺不到一點疼痛。但由於她的恐懼，她最後卻還是決定要動手術。當然我讓她自己選擇——手術之後，「百分之百成功」消除了疼痛。

但一年半之後，她又為了同樣的問題回來找我，這次關節病則是換到了髖部右側。很明顯的，她完全沒有釋放任何內在壓力。靈魂的傷口不曾結痂，並且還透過身體的另一個節點表達出來。我要求她透露更多經歷，她終於承認在丈夫消失後，她曾經嚴重懷疑丈夫的忠誠，懷疑他曾出軌，她因為身為配偶而感到被背叛。因此，毫不意外地，她的無意識需要將這個不曾閉上、仍然充斥疑慮的傷口透過髖部排出。這次在右側，的確因為問題在於女性氣質，但當然也是因為左側經過一年前的手術後，已經無法再「表達」。

如果事出於右髖部，便是與陰性（母性）象徵的背叛或遺棄經歷有關。在這裡，除了上述的例子之外，我還想到我的父親。在他任職公職的時候，辦公室裡發生越來越多他難以忍受的行為與事物，因為大家「背叛」了他對於公職服務的理念。他如何逃離這個狀況呢？某天他跌倒了，右髖部因此極為不適。不適漸漸惡化為疼痛，最後讓他無法好好工作。來自農村，有著強烈的責任感且信守承諾的他，也因為別人建議他「因病停職」而感到更氣惱。

「我不能接受，因為這意味著其他人必須做我的工作。」他當時說。為了避免這種情況，他提前申請退休，因此造成重大的經濟損失。此時他還無法理解在這一切過程中，所有無意識的象徵。退休後，他去協助一位老友建造鱒魚養殖場。開始時一切順利，但背叛的經驗卻捲土重來，那位老友每天都開他的玩笑，貶低他執行的工作。直到一天，最後一根稻草（意外的破壞）壓垮了駱駝。我父親右髖部髖關節病的疼痛擴大，在離開這位雇主後不久，他必須開刀治療疼痛。

也許當時（距今二十年前）我知道的話，就能指出父親經歷到象徵性背叛的必要性。他在更年輕時也有過類似的經驗，他曾提及他的父親在脫離戰俘身分歸鄉後，拋棄一座戰前居住過的美麗農場，而他曾認真勸告他的父親不要這麼做。當他的父親依然故我地賣掉農場，並在其他地方購買另一座新農場時，我的父親決定離開家去工廠工作。我這裡說「也許」，是因為我們不是隨時準備好去「理解」某些事情，也沒有人能任意體驗或改變他人的生命之道。

●膝蓋

膝蓋是大腿的第二個連動機制，用來摺疊、屈折、屈服。這是謙遜的、內在伸展的、深層力量的連結。它是代表效忠、接納，甚至投降與臣服的顯著信號。膝蓋代表「接納之門」（見第176頁圖表），它是髖部的持續，動力的反向延伸。事實上，髖部是只能向前折屈的連動機制，而膝蓋則是只能向後。因此它象徵著放手、讓出，甚至退縮的能力。同時它也是意識與無意識之間的連結，它代表了當我們身在能量濃縮的程序裡時，接納從無意識通往意識的某種情緒、意念。相反地，當我們處於釋放程序中的時候，它們便會從意識通往無意識（見第176頁圖表）。膝蓋是我們與他人的關係，和我們接受這種關係開放或讓步（我不是說妥協）等的主要連結。有趣的是，「膝蓋」的法文「genou」的發音相近於「我與我們」（je-nous）。

膝蓋不適

要推斷膝蓋不適是很簡單的，它象徵著我們難以接受某種體驗。膝蓋屬於大腿層級，因此緊張來自與內在或外在世界、與他人或與自己的某種關係。膝蓋的疼痛或「機械性」問題象徵著我們的某種情緒或記憶不被接受，甚至被拒絕。它與某些意識中的體驗，某種震撼、攪亂、干擾我們內在信仰和內在拒斥的事物有關。相反地，它也可能與某種無意識（內在主宰的訊息）和我們難以「接受」、納入日常與意識的情緒感受或記憶有關，因為它們擾亂了「習慣」，或是震撼了已被承認並建立起的信仰。

如果是右膝，緊張是與陰性（母性）象徵有關。我們可以再以之前的例子解說，那位在球賽時傷了右膝的男人，最近收到妻子寄來的離婚信，但他拒絕離婚。在這裡我也想到一個值得注意的例子。幾年前，我跟隨當時的教練勤練合氣道，同時間，我與幾個朋友在巴黎建立了一座出色的道場，我們耗費了許多心血，有些人甚至還因此影響到了家庭與社交，因為我們認為這個工程比其他許多事物還要優先。在這個讓我們感到極為驕傲的案子結束後，也代表我與協會的關係結束。但在心底，我無法接受持續湧來的、顯示關係已經走到盡頭的訊息，我非常難以接受這個想法，畢竟我在這裡投注付出了許多。

於是我的右膝「斷裂」，讓我必須停下一切授課與練習。我在合氣道熱身時，發生了一次看似無害的雙重扭傷，然而這個膝蓋已經讓我受苦好幾個星期了。當時我無法「了解」我與協會和它代表的「家庭」關係已經到了盡頭。這種緊張，加上在熟悉的場地裡，和在建造道場過程中的壓力，促使我發生這次的扭傷，同時我的右髖部（背叛體驗）也出現位移問題，因此我必須離開協會這個母性的代表。在一次艱辛的反省之後，我終於理解了訊息，儘管有著醫療的重擔，我仍能在他處快速恢復訓練。後來我的右膝完好如初，讓我能再次練習合氣道。

如果是左膝，緊張則是與陽性（父性）有關。我用一位年輕女性為例。法蘭西斯因為許多「不舒服」的理由來找我諮詢，對談時，我察覺到她左膝不適。當我詢問她是否與一位男性的關係呈現緊張時，她看著我像看著一位巫師，並承認她與一位朋友遭遇困難的階段，她無法再接受他的行為。我向她解釋膝蓋與關係緊張之間可能有的關聯。在沉思一會兒之後，她大喊：「就是這樣！沒錯，已經好幾年了，我跟另外一個男性同住，我們之間有同樣的問題，我當時一樣有嚴重的左膝疼痛，直到我們分開才停下來。」我建議她應該去反省為什麼自己會重複同樣的經驗，為什麼她的身體會敲響同樣的警鐘，我們因而能迅速地解釋她的「不舒服」。

●腳踝

腳踝是第三個，也是最後一個主要的連動機制，它使足部和腿部之間能夠動作。作為腿部的連動機制，腳踝被賦予了精細的行動能力，尤其當足部固定在地上，但腳踝仍然能進行某些動作時。藉由腳踝，我們才能透過在地上的倚靠（足部）「推進」，才能前進得更好更快。除了髖部，腳踝是腿的另一端。髖部代表結構的基本連動機制，以及人際關係的無意識指標；而腳踝則代表與外部的最終連結，這意味著我們與世界關係的指標與倚靠。它代表我們立場與信仰的連結，這種連結透過他人和我們的關係而建立。它象徵著我們在生命中「決定」、著手進行和改變（立場、標準的）能力的投射，並使我們與某些事物產生牽連。它是決策意義上的「決定之門」（見第176頁圖表）。我們在地面上倚靠（象徵真實）的穩定性、所有行動，以及行動的延展性、柔韌度都有賴於腳踝。因此腳踝是立場與生活穩定性、強硬性或延展性的投影。

腳踝不適

腳踝的扭傷、疼痛和創傷，是由於缺乏穩定性或延展性而造成的困境。這些創傷象徵著我們正在經歷一個階段，在這階段中，我們的立場、生活標準、公開表達安置自己的方式不再有效，不再能滿足我們，但我們卻難以改變、難以「移動」。這些原有的立場可能缺乏延展性、柔軟性、穩定性或「真實性」。於是我們被迫停滯，因為我們無法繼續朝著這個方向前進。我們的立場不再有用，必須改變倚靠點，這個倚靠點指的就是，我們有意識地接納或肯定的「外在」信仰。腳踝的緊張或痛苦，可能也象徵著我們難以決定某件事情、難以對生命做出重要決定，這無疑是因為要冒險去重新檢視本來令我們滿意的現存立場。

如果緊張在右腳踝呈現，就與陰性（母性）有關。我有一位客戶彼得，向我諮詢右腳踝的疼痛，就在腳跟的阿基里斯腱。這造成他很大的困擾，因為他有規律慢跑的習慣，但有時甚至痛到無法成行。這緣於他的配偶是個極端焦慮與神經質的人，儘管沒有惡意，卻在整個家庭裡，尤其與他兩個女兒之間製造了高度的緊張情緒。彼得越來越難以接受這個情況，也不知道該「怎麼調整舞步」、對妻子要採取何種立場讓她理解並冷靜下來。同時，他也在工作裡經歷著嚴重的緊張，許多措施正在進行，他不知道要用哪種態度來適應即將來臨的結構改變。因此，兩條最重要的陰性動態軸線：女性與工作，用疼痛的方式表現出來。

如果是左腳踝，緊張是跟陽性（父性）象徵有關。這就是發生在賈克與法蘭西絲身上的事，他們都扭傷了左腳踝，一個是因為他年長的上司無法「傳承薪火」，而他不知道該怎麼與對方說；另一個則是因為兒子吸毒，她不知道要用什麼態度來面對他與外在世界。

● 足部

足部是我們在地上的倚靠點，我們整個身體負於其上，並有賴足部才能行動。它讓我們得以向前「推進」，因此能夠進步，也能倚靠，鞏固我們的立場。所以足部因此象徵著立場，象徵我們的態度、我們確切肯定的立場、我們扮演的正式角色。

它象徵著我們生命的標準，甚至是理想。它是我們在「關係」上倚靠的象徵，這可以用來解釋存在於所有傳統裡的淨足儀式，它能潔淨我們與世界，甚至與神的關係。它同時也是自由的象徵，因為它使運動成為可能，所以在中國要求女孩裹小腳的傳統並非偶然，為的是囚禁足部以限制她的行動潛力，將女性囚禁於倚賴男性的關係狀態裡。另外，同樣的現象也存在於西方社會裡：女性們「需要」穿上高跟鞋來與某種形象相應和。我們可以觀察到隨著女性的「解放」，高跟鞋的高度也一點一點降低。

今天越來越多女性，尤其是年輕世代，就只穿著平底鞋了。

足部不適

足部傳達我們面對外界的緊張，象徵我們常有的態度、立場，或我們失去的信賴、穩定或安全。就像我們說某人「穿小鞋」一樣，不就是某個不安定的、恐懼的或不敢肯定自己意見的意思嗎？

當緊張在右足顯現時，它與陰性（母性）有關；當它在左足時，便與陽性（父性）有關。9歲的茱蒂絲是由她母親帶來見我的，因為她為腳踝與左足神經痛所苦，而醫療機構診斷她可能得坐上輪椅。這種特別嚴重，並被認為是緣於「體質」的骨質疾病，產生的疼痛有時會使人走上自殺之路。

究竟在茱蒂絲身上發生了什麼事？

她才剛失去了病入膏肓的父親。這位對她影響深遠的父親，在最後的日子裡依賴酒精尋求解脫，摧毀了他在茱蒂絲眼中的形象。面對這種情況，茱蒂絲在父親死前的兩個星期，開始感到左腳踝疼痛。最後，她的父親徹底離去，而茱蒂絲不知道自己身在何處或該倚靠什麼。對父親的依靠越深，加上父親的形象崩壞，所以疼痛呈現出的力道便越大。

由於症狀緊急嚴重，我同時將她轉介給一位精通順勢療法的醫師友人，以及一位藉由自我矯治療法提供協助的友人。兩星期後，茱蒂絲放下拐杖回到學校，使主治醫師大感驚訝，甚至質疑她詐病，否則她是不可能重新走路的！

在這種來自某個代表「權威」者（父性象徵）的「負面」態度侵襲之後，我只需要再進行兩次治療就能讓疼痛停止復發。

●腳趾

腳趾代表倚靠點的「細節末梢」。它們是「細節」、「尾聲」，所以也是我們的立場、信仰的末梢，或是我們對人際關係所持態度的終止點。每根腳趾都有一個特殊的細節，因為終止或開始於腳趾的能量經脈所造成的某種特殊模式或階段。腳趾作為外圍元素與關係的尾聲，個體能輕易使用它作為對其他人表達的工具。多虧了每根腳趾和它們尖端的能量點，個人能夠無意識地、但有效地刺激或釋放其中可能有的緊張。

因此，腳趾就跟手指一樣，是許多我們覺得偶然且無意義的日常「錯失」行為的主要發生位置。但事實上，我們燒傷、壓傷或扭傷腳趾的原因絕非偶然，它必然代表著某種「輕微」而明確的表態，或緊張的釋放。這個過程之所以能存在，是因為位在腳趾尖、稱為「源點」的能量點，這是潛在的能量再生點，多虧了它，某種新的動力得以出現，舊的事物也能進行「補給」並改換方向。

腳趾不適

在這裡，我會簡單介紹每根腳趾的象徵，以及會發生的疼痛。要詳細了解在此背後的動力，只要根據本書關於能量經脈的部分，看看止於這些腳趾的經脈，以及與它們有關的一般動力即可。如果緊張在右腳腳趾顯現，便是與陰性（母性）象徵有關；在左腳腳趾時，則是與陽性（父性）有關。

大腳趾（足部的拇趾）

它是唯一有兩條能量經脈起始點的腳趾，一是足太陰脾經，一是足厥陰肝經。它是我們在關係上的倚靠，以及我們為什麼會這樣做的基點。因為這個理由，在**圍絕經期**（更年期綜合症，女性自感喪失生育力以及女性價值）時，才常會發展出這隻腳趾的變形，稱為**拇趾外翻**。

拇趾外翻，法國人又稱為「洋蔥症」，是一種可能造成疼痛，甚至會使人失能的拇趾變形症。主要發生在女性身上（占病例的90%至95%），特別好發於45歲至50歲之後。

就特徵而言，拇趾外翻是指腳大拇趾的變形，向外「翻轉」，有時可能造成與食趾交疊。這種蹠骨—趾骨關節變形症狀，時常與黏液囊炎，亦即一種拇趾關節囊的炎症有關。在醫學上，除了類風濕性多發性關節炎這類病症之外，眾所公認的成因都不是非常精確。人們甚至認為這是源自多種病因。鞋子太窄、鞋跟過高、長久站立、負載過重，當然還有遺傳與基因等都可能被認定為成因。

能連結上**拇趾外翻**的心理能量象徵是很清楚的。**拇趾外翻**對我們「說」了什麼?它主要與女性相關，因為90%的患者都是女性。另外，它影響的是高於45歲至50歲年齡層的女性。最後，它傾向於與大腳趾連結。而在疼痛發作時，關節炎症則以滑囊炎的形式展現。

這一切對我們說的是什麼?首先，這是一種關節與骨骼的變形。大拇趾是足部平衡的主要施力點，在走路時，它會下壓並推動雙腳向前。另外，在傳統中國醫學裡，這也是兩條重要經脈的初始穴位：足太陰脾經與足厥陰肝經。**拇趾外翻**影響的關節，便是極其重要的足太陰脾經中的兩個穴位（2RP、3RP），以及也是相當重要的足厥陰肝經穴位（2F）之所在。關節炎症（滑囊炎），是用於傳達火的存在，最後造成了大拇趾向外翻出。因此，它向外壓迫，即足厥陰肝經的一號穴位，並與第二腳趾重疊，後者帶有足陽明胃經。

這些資訊，能讓我們了解**拇趾外翻**的豐富象徵。這種變形會涉及骨骼系統，意即我們深處的映照，即無意識。無疑的，我們很難想通其中關節，因為正是關節產生了病徵。它「變形」了，意即它必須改變形貌。在生活中，我們是否有什麼職位或立場正在經歷一場變動、改換，或必須轉形成另一種樣貌呢？

在這裡，經脈可以用來釐清問題。事實上，在傳統中國醫學裡，足太陰脾經是管制所有賀爾蒙系統，特別是循環與規律的能量所在。拇趾外翻既好發於超過45歲的女性身上，在她們生命的這個階段會發生什麼事？更年期，或至少是無法再親自生產。無論一位女性過著何種生活，這都是她生命中極其重要的階段；我們在談骨質疏鬆的部分已經提過這些了。只因為這個形象，這個潛在的角色，是重要女性原型的一部分。在無意識裡，這個角色的失落有好有壞。特別是在面對外界時，女性可能會難以在別人的眼中找到自我定位，或是必須重新定位（形貌轉變），此即大拇趾變形的趨向。關節炎症（滑囊炎），代表著無意識裡存在著負面情緒，正好發生在關節上的足太陰脾經「火」位，即2RP穴位上。而大拇趾的翻轉，形成了向外的壓力，也壓擠了足厥陰肝經的一號穴位；這個穴位，同時正是能回應「我是誰」這類象徵性問題的經脈初始點。這個徵候是相當清晰的。如果在關節造成重大變形之前，特別是在發炎初期就能好好處理，指壓與相關穴位的針灸治療便能發揮奇效；若這位女性能理解身體的訊息並找到處理方案，在生命中重新自我定位，並無條件接受自己的「身心轉變」，效果更佳。

最後，在大腳趾上的創傷或緊張，也可能代表著我們對自己擁有的關係，或在世界裡的位置感到緊張。緊張可能存在於物質面（陰性向內），如痛風，或情感面（陽性向外），如指甲黴菌症等。

第二腳趾（足部的食指）

這是足陽明胃經終止之處，掌管與物質和物質消化有關的事物。這隻腳趾上產生的水泡、雞眼、不適或創傷，要表達的是我們對於掌控某些物質或職業狀態的困難。

第三腳趾（足部的中指）

這隻腳趾上沒有生理經脈，但它與手少陽三焦經有間接關係。它是中央的腳趾，與均衡、協調有關。這隻腳趾的不適，象徵著我們在關係中難以均衡，特別是對於未來的關係。這隻腳趾能表達與前進、正向有關的恐懼。

第四腳趾（足部的無名指）

這是足少陽膽經的終止處，它代表著我們與世界關係的細節，與正當性、追尋和完美有關。當我們這隻腳趾產生緊張、痙攣或痛楚，象徵我們正經歷某個困難，這個困難可能與它的正當性有關。它可能是一段讓我們在條件或條件的特質上，無法感到滿足的關係。

小拇趾（足部的小指）

小腳趾是足太陽膀胱經的終止處，它是排出生理液體，以及「陳年記憶」的經脈。當我們撞到這隻腳趾時，會引發極端痛楚，我們是在尋求消除陳舊的記憶，或舊有的關係模式。我們無疑是在嘗試改變舊有的習慣，以及不再能滿足我們的、與世界和他人之間的關係模式。藉由創傷或受苦（身體上的、損傷的、扭傷的等），我們刺激能量讓舊有模式更容易被排除，讓新模式替代。

● 大腿、股骨

大腿位於髖部與膝蓋之間。我們在前面已經看到這兩個連動機制代表的意義，在這裡，我們只需要記得髖部與骨盆是無意識的代表。它們代表「無意識之門」，也是我所謂的「融合之門」的發生點，亦是在我們與世界（包含我們自己在內的）之間的聯繫，無意識的重生之處。膝蓋則是「門、接受度的阻礙」。在股骨周圍包覆形成的大腿，代表處於二者之間，並讓二者連結。它可能是歷經記憶、恐懼或慾望，從無意識通往意識階段的投影，即處於「濃縮程序」（第176頁圖表）中，這在意識接納無意識之前；但也有可能是從意識通往無意識，就是處於「解放程序」中，這在意識接納之後、進入無意識之前。

大腿與股骨不適

被拒絕接受的記憶，或無意識深處的傷痕，會在大腿部位表現出來（疼痛點、痙攣、坐骨神經痛點等）；當浮出的回憶太強，或是衝擊個人信仰結構（骨骼）、個人對生命的選擇時，甚至會造成股骨碎裂。

相反地，這可能會與在意識、心態中接受，但內心深處卻不能或還沒準備好接受的經歷有關。某人可能必須讓出某些他認為重要的事物（例如在社會、工作、家庭、國家的地位提昇），但此時在他內心最深處並不接受。不管他是否理解一切邏輯道理，他都拒絕接受。如果疼痛或創傷在股骨內，這象徵著緊張與個人的深處結構、信仰與無意識價值有關。相反地，如果這發生在大腿肌肉上，我們見到的就是一種相較之下，較不「嚴重」的顯現，因為它鎖定的位置不是在結構深處。

如果緊張、疼痛或碎裂發生在右大腿，則是與陰性、母性象徵，以及與之相關的事物有關。我想到一位朋友的例子，這位朋友因為經濟理由必須賣掉房子，即使他知道這是必須的，言談中也承認他接受了一切，但因為多年來，他都讓母親住在這棟房子裡，所以要接受將房子賣掉、讓母親離去的念頭，對他來說是無法想像的。他藉由重複的、有時激烈的疼痛來釋放緊張，根據他的心理狀態與內在接受程度，這疼痛就在右臀、右大腿與右膝之間游移。

相反地，如果緊張、疼痛或碎裂發生在左大腿，這就與陽性、父性象徵，以及它的呈現有關。就像是巴斯卡，他在16個月大時就承受過左股骨碎裂，這類狀況在這年紀相當罕見，因為當時的情況在記憶裡並不清晰，所以難以辨別是什麼原因造成他的左股骨碎裂。多年後，他因為交通事故失去了父親，因此，他拒絕「見到」某些事物，左眼也有了嚴重的問題，但當醫師因為檢查不出任何疾病或病變，而決定要開刀看看有些什麼問題時，問題卻在一天之內消失。身為男性，他一切與父性象徵，如階層、權威與自身定位等關係，都在無意識中被影響了。幾年後，當他遭遇感情失敗的困難時，他在一次交通事故中，再度發生左股骨碎裂。這個意外引導他的家人發現他內心深處無法表達、無法承認、無法肯定的憂傷。萌發的情感記憶太過強烈卻無法被「承認」，於是引發了股骨的碎裂。隨著時間過去，他使自己的人生逐漸改道，似乎向某種已經啟動的內在自我毀滅程序屈服。直到最後，他終於接受前往休養中心，停止這種動力的發生，並且嘗試自我重建。直到他遇見未來的妻子並重新賦予他男性形象，過去的一切都在這一天翻轉了。而他當時34歲半，恰好是父親消失的年紀。

● 腿肚、脛骨與腓骨

它們位於膝蓋與腳踝之間。我們已經知道膝蓋代表接納之門，而腳踝則是決定之門，也就是立場與真實經驗的通過點。當我們從記憶（無意識）裡生出一個新的念頭，而決定接受（膝蓋）時，我們需要將它整合到意識裡，以及我們與世界關係的概念、我們的生命理念裡。如果整合困難，就會在腿肚上產生緊張、痛苦、痙攣，或在脛骨／腓骨上產生碎裂。這是身體連往足部的地方，所以要看我們選擇的能量循環方向（是濃縮或解放）。這可能會是經歷記憶、恐懼、慾望，從無意識通往意識的階段（從膝蓋向足部），此時我們處於「濃縮程序」中：在意識接納並整合進真實之前（腳踝、足部）；但也可能會是從意識到無意識（從足部向膝蓋），在這裡就是「解放程序」：在意識接納之後、進入無意識之前。

腿肚、脛骨或腓骨不適

有時當我們難以接受自己的改變時，經歷會將這種改變強加在我們生命的外部標準之上。我們改變意見，或改變平常與外在關係的立場時所產生的困難，可能會在大腿這個部位的疼痛、甚至碎裂上展現。碎裂會跟脛骨或腓骨、甚至兩者一起「鬆懈」有關，可能是緊張太過強烈、立場太過堅定，導致它們不能接受外界強加的扭曲。而腿肚僵硬意味著我們難以「活動」，並讓腳踝與足部扮演它們在行動中的角色、改變生命中的依靠點。就因為這種困難，我們才會談到大腿部位的坐骨神經疼痛點，它的確和坐骨神經痛，以及它的一切基本象徵有關，但也要再考量腿肚部位所象徵的細節。

如果緊張在左腿肚顯現，就是與陽性（父性）動力有關。我想到克羅蒂，她參加了一些我的個人發展課程，因為左腿坐骨神經痛，尤其是左腿肚感到疼痛的問題來找我諮詢。因為曾與我合作過，所以她很輕易迅速的就找到她在生命中無法接受，並想要從中解放的「扭傷」。她當時的老闆，一位中小企業主管，正「迫使」克羅蒂改變她的工作方式，並要她協助訓練某個員工，而基於許多理由（和恐懼），她一向極為自主，甚至獨立。在我們進行一次諮詢之後，克羅蒂左腿肚的緊張消失了，卻立刻位移到大腿與髖部，只因她認為主管想要背叛她，主管想要把她換成另一個他認為很容易「塑造」的員工。所以我們同時也需要在生理及心理上進行解放骨盆的工作。

如果緊張在右腿肚顯現，就是與陰性

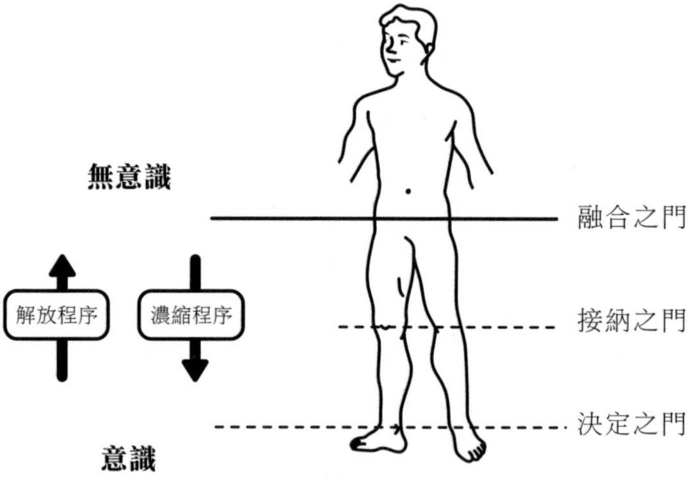

人體下半身部位象徵

（母性）有關。最近為了右腿，特別是膝蓋以下一道坐骨神經痛而來見我的克勞蒂，我們在療癒她的身體與能量時，我向她解釋這種疼痛的潛在象徵。她突然開始啜泣，向我解釋她正經歷到工作上的困難。由於她無法忽視公司（母親）給她的壓力，而必須做出一個重要的生涯決定。這個決定讓她非常難以接受，將會使她必須割捨某個在自己的「保護」下，並可能會因為她的「離開」而受苦的人。

在上頁圖表中，我們可以想像並歸納身體「下半部」，也就是腿部和所有相關之物。這讓我們可以用簡單的方式觀察發生了什麼事，以及事情是如何發生的。

每當我們的下半部部位感到緊張時，代表我們與他人關係（慾望、意願、無望、無能、恐懼等）和與自己關係的象徵。這些緊張，來自於無法達成期望，或外在的無力。我們面對著一種態度、一種角色或一種立場，但在其中我們不知如何自處。

現在我們將來到身體的上半身部位，包括手臂、肩膀與頸部。

上半身部位

手臂和頸部透過肩膀與軀幹相連，讓我們能夠接觸、把握、取得，也可以拒絕、環繞、緊抓、窒息或囚禁，並且是我們行動的媒介。它們象徵行動、主宰、力量與權力。手臂因此給予我們針對他人、針對作為，甚至是評判的可能性，（左右手）或以此意義延伸為選擇的終點。藉由上半部部位，我們能夠保護、防衛並自我防衛；作為行動與選擇的媒介，是它們使概念能過渡為真實，或成為真實的**「行為」**；經由它們，**「行**

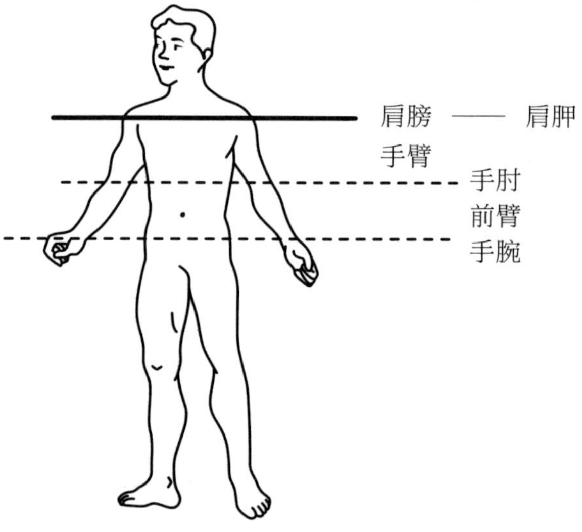

人體上半身部位

為」能表達**「存在」**，概念能過渡為真實，陽性能在陰性中顯現。跟腿部一樣，手臂也包含了兩個部分：手臂（二頭肌與肱骨）與前臂（橈骨與尺骨），由肩膀、手肘與手腕三個主要的連動機制所區隔，它們終止於主宰部位，也就是手部。

●上半身部位不適

手臂受到的痛苦、傷害或緊張，是我們在對外在或內在世界的行動中，所體驗到的緊張象徵。它們向我們傳達對於某事、某人行動，或選擇的困難。無法達成的行動、掌握或控制的慾望，在這些緊張中得以抒發，並像腿一樣直到斷裂、裂傷為止。手臂的不適，也可能象徵著我們在過渡到真實時遇到困難，特別是選擇了某些貼近內心的念頭、計畫或概念之後。根據手臂、肩膀、前臂、手腕等各個顯現緊張的部位，我們就對於「難以」行動的原因有了更詳細的訊息。手臂也可能是傳達我們與權力和所有物的關係，以及對某件事「放手」與否的能力。

我們將如前文介紹腿部一樣，先探討連動軸心，接著是手臂、前臂與手部，並留一點特別的位置給頸部。

●肩膀

肩膀對手臂而言，就像髖部對腿部一樣，是基礎連動機制，也就是手臂的首要軸承。它代表了行動、掌控能力與意志的深刻概念軸線。肩膀攜帶著我們與主宰世界的行動與意志的聯繫，以及這種聯繫在無意識裡的軌跡。行動的能力、主動意志、成見、意欲等都屬於肩膀的象徵範圍。在我們深處對於某事或某人的行動慾望，便與肩膀有著直接的生理關係。肩膀跟髖部一樣是融合之門、無意識之門（見第204頁圖表），但這裡是與行動有關。在此階段，慾望與行為意志浮現、釋出，而得以在真實中表現。

這個「門」的意象相當有趣，因為連接肩膀與胸部（胸骨）的骨骼就稱為鎖骨（clavicule），這來自於拉丁文的「clavicula」，意為「小鑰匙」。而鎖骨與胸骨的連結就位在脖子的脈輪之下，有著自我表達的意涵。更有趣的是，人類降生時唯一的表達方式只有透過作為、行動，而肩膀正是表達的出口。

肩膀不適

肩膀（肩頭、斜方肌、鎖骨、肩胛等）感到的緊張，是在訴說我們在行動上的困難。這些疼痛象徵著我們的行動慾望，特別是在方法上受到約束。也就是說，我們感到「受阻礙」，不是因為缺乏能力，而是因為缺乏協助或受到外界反對。我們認為外在世界（或我們自己的禁制）阻礙、不允許，不給予工具或不授權我們行動。因此，能量便無法傳到手臂，並在肩膀受到阻礙滯留。這並非由於那些只想不做的「腦細胞」抵抗而引起的，因為真正引起疼痛的是斜方肌。

如果是左肩，緊張就與陽性（父性）象徵有關，若是右肩，就與陰性（母性）有關。我想到安德蕾，她曾來找我諮詢右肩極度疼痛的問題，當時她正因為女兒的關係，而經歷一段非常困難的時期。她這位可以說是無憂無慮的女兒，開設一間體操與舞蹈教室，並向安德蕾要求財務上的支援與擔保。不幸的是，過度的無憂無慮與經濟危機使得教室面對空前的困難，想要拿回或至少保護財產的安德蕾，幾個月來一直希望女兒能停止這項事業，但安德蕾在法律上並非管理者，所以也無能為力。她不能對女兒有所「行動」，迫使她停止活動，因此她感到自己被「阻滯」了，因為外在世界（法規、合約、女兒等）造成阻礙，不允許她出手。企業、法律、合約與自己的女兒（陰性動力）加上行動的不可能性與阻礙（肩膀），全都結合在一起，使得右肩阻滯並造成痛苦，向她表達如此「清晰」的訊息，同時也藉由疼痛的形式釋放緊張。

在這裡，我希望讓讀者注意到一種能引發疼痛、甚至造成殘疾的病徵，它與肩膀疼痛有著象徵性的關聯，我們在日常生活中也常會見到。我要談的就是**沾黏性肩關節囊炎**。這種症狀在法國又被稱為「凍肩」，是位於肩部的發炎疼痛，特別會發作在「手臂／肩膀」的關節上。這種炎症會伴隨著關節囊的收縮，引發沾黏，因此得名。

這種症候會嚴重影響手臂的活動能力，特別是在向上、向前或向側邊舉起手臂時。在症狀初始時，主要影響來自於疼痛。接著，在疼痛減弱時，關節的收縮會阻礙完整的活動範圍，於是關節逐漸硬化，肩膀於焉「凍結」。

若以傳統方法處置**囊炎**（解痛、消炎而後復健），越早期的治療會有越好的成效。

指壓的技巧與反射療法也能有極好的成效，還能根據個人感受記憶與經歷的連結而更為精進。

因為，大多數時候，沾黏性肩關節**囊炎**的成因都不為人所知。它時常接在震驚、肢體或手術創傷之後發作。這就讓它與複雜性局部疼痛症候群有著清楚相近的關係。有趣的是，沾黏性肩關節囊炎有時卻是某些用藥療法的結果，像是與糖尿病、癲癇症、心肌梗塞或某些「抑鬱」病理（鎮定劑、抗憂鬱藥等）的用藥有關。

無疑的，我們能從這裡開始找出一些可供反思之處。**囊炎**的關鍵為何？它牽涉到肩膀，意即某種關節。它會引發疼痛。它會阻礙並遲滯行動。患者無法使用手臂的完整運動功能。在休息時間也可能引發疼痛，甚至可能因而影響睡眠（當然也是休息的一種形式……）。

非常清晰的象徵元素。讓我們先來看受影響的關節：肩膀，即是手臂（讓我們得以活動）連接上軀幹（無意識）的關節。我們在上面已經提過，在這個部位的緊張，代表著活動受到來自外界、他人或缺乏可用方案等因素的限制或阻礙。這個概念應該相當清晰。受到影響的人，會覺得自己受到阻礙或限制，也難以表達。這會造成很大的痛苦，因為他無從下手，至少他自己是這麼想的。這種深層的阻礙，甚至會使他無法休息。發炎代表存在著某種強烈的情緒（失望、後悔、背叛、拋棄、辛酸），而關節囊的收縮則標示著期待、慾望、未來計畫或其他事務受到阻礙的體驗。危險的是，這會讓人退縮、封閉，就像關節的狀況一般。而必須要做的是保持積極的動力，不須強迫，而是要接受自己正遭遇到如此痛苦所帶來的限制。這需要下苦功，而重新學習也可能需要不少時間。但順著這條路走下去，就能重拾自我與活動的自由。

這讓我想起一位多年前宣稱自己罹患**囊炎**的朋友。他在人生裡遭遇到什麼?他的身心沒有遭受震盪，沒有動過手術，當時也沒有接受任何特定的藥物療法。我不需要太過深究便知道是怎麼回事。這位始終是運動健將的朋友有一個兒子，已經展現出對網球的天賦。他的成績非常好，而這位朋友總是與他形影不離，跟著他參與每場重要賽事。朋友對兒子寄予厚望，還兼任他的「教練」。努力之下的成績斐然，這位僅僅13歲的孩子獲選進入法國網球國家隊受訓，他更接受網球聯盟的邀請，前往（無比尊榮的）羅蘭・加洛斯（Stade Roland-Garros）參加訓練，下一步自然就是進行「體育／教育」的密集訓練計畫。朋友的美夢成真，兒子的未來正如他所願。然而，選手的教育無非是訓練、訓練再訓練。孩子上的中學，距離家庭、友伴與熟悉的世界有三百公里之遙。對一個13歲的年輕人而言，特別是對體育界的野心有一部分只是為了父親的期望，這些負擔太過沉重。他自己真正想要的，是好好地玩耍並與朋友聊天，這些才是他打網球所體驗到的精華。

我這位朋友，儘管在兒子的網球生涯上寄予重望，也了解孩子會想要給自己更多時間的重要性。當兒子向他承認自己並不想參加「體育／教育」的訓練計畫時，他尊重孩子的選擇，但他的一切卻因此崩潰。除了為兒子錯過的機會感到失望與遺憾之外，這位朋友同時也覺得受到阻礙，無法實現某件重要的事務。他感到受限，因為自己接受了孩子的選擇，拋棄了自己曾心心念念的希望。

在這個決定之後的日子裡，他必須寫信給所有相關的聯盟與官員，拒絕接受「體育／教育」計畫。我這位朋友開始感到左肩（雄性、權威、兒子）上強烈的疼痛。**囊炎**進行了宣告。一切重新學習、接納感受的工作，應能讓他的關節重新活動自如。

● 手肘

作為上部部位的第二個連動機制，手肘同等於膝蓋。它同樣與曲折、軟弱、出讓有關。它讓手臂有各種方向的機動性，能往所有水平與垂直的軸線延伸，除了往後，只有這點與膝蓋不同。面對行動意志太過軟弱時，便會在這個連動機制上顯現。手肘代表行動的接納之門（見第204頁圖表）。它也代表從濃縮（從無意識往意識）或解放（從意識往無意識）擺盪在意識與無意識之間的連結。我們的感受、情緒或行動的念頭都是在這個階段形成，並受它們的接受程度而決定。

手肘不適

手肘不適，象徵我們難以接受某個經歷、情況。由於不適發生在手臂，必然與行動、與做有關，因此是某些事情，或某些人做了一些事情，被我們拒絕，難以被我們承認，或我們不接受卻被限制或強制接受。也有可能是某些我們必須不顧意願執行的，或我們傾向用別的方式，或根本不必做的。手肘的緊張也是在訴說無論是別人或自己的行動方式，都不適合自己，擾亂了我們的行動習慣、信仰，或我們對這些方式的確信。

如果疼痛或創傷出現在右手肘，就是與陰性（母性）象徵有關，如果是左手肘，就是與陽性（父性）有關。這裡我想到的例子，是來向我諮詢關於肩膀和二頭肌疼痛的艾爾維。他幾乎整個左半身都感到疼痛、緊繃。當初他在到達法國後立刻動了唾腺手術，這二十年來，他總是撞到或傷到身體左半邊。當他來訪時，他的疼痛集中在肩膀，之後疼痛位置下降到兩個手肘部位，左邊比右邊更痛一些。

這是因為艾爾維在阿爾及利亞獨立時受到震驚。當時他的父親被捕，並神祕失蹤，再也沒有任何訊息，家人都只能假設父親已經去世。父親失蹤幾個月後，艾爾維的左唾腺開始硬化，儘管經過許多治療，最後仍需要開刀，結果是手術完美「成功」。但即使動了手術，艾爾維卻從未「吞下」過去的事，所以左半邊的身體繼續拉響警報，嘗試向他傳達痛苦。艾爾維一直不曾接受過去的事，是造成他孱弱的原因。在職場裡，艾爾維遭遇許多他無法接受的問題與限制。他的肩膀、二頭肌與手肘都極為疼痛，向他傳達出行動被阻礙的訊息，其中左側特別明顯，表示他的父性傷痕迄今仍未結痂。

●手腕

手腕是完整機動性的連動機制。它藉由前臂與手肘相連，並讓手這個行動的最終媒介能夠在空間中的所有軸線上移動。手部透過手腕與手臂連接，並賦予一切潛在的機動性，手腕因而形成傳遞行動（手臂）與進行行動（手部）之間的連結。手腕代表選擇、包含之門（見第204頁圖表），但這裡是與行動的世界有關。在執行一個行動時，手臂是首要傳遞者，手部則是最終執行者，藉由賦予手部完整的機動性、延展性與方向性，手腕讓手部與手臂之間得以連動。因此，它成就了我們行動與意見中的機動性、延展性、柔軟度，也投射出我們的意志，與追尋權力的特質有關。它是我們在行動、主宰、意志的顯著表達等指標在意識上的連結，而肩膀代表的則是這些指標的無意識連結。

手腕不適

手腕的扭傷、疼痛或創傷傳達著緊張，我們在行動或慾望、意見裡，缺乏柔軟度或安全感。它們象徵著我們與行動的關係，以及行為裡缺乏的安全感與扎實度。我們為了將手腕變得更「強硬」而去強化它，緊張也傳達我們在行動裡的堅韌性，也就是我們在外在世界（物件、物質或存在等）以及在自身之中對權力的尋求。當我們阻礙自己去做，卻不給自己足夠的可能性時，我們的手腕（與手部）便會軟化並疼痛。它是我們要阻礙囚犯行動時鎖上的部位（而鎖在腳部時則是為了阻礙他逃脫），但同樣地，當我們想做的太多，手腕就會藉由疼痛表達反抗，好平定意志與力量的過度使用。我們的內在主宰藉此強制我們平靜下來。

如果疼痛、創傷或緊張在右手腕顯現，便是與陰性（母性象徵）有關，左手腕則與陽性（父性象徵）有關。幾年前，當時我學習合氣道已經三年，我在練習時總希望能克服一切，身體力行。我規律並持續的練習，相對於外在世界，合氣道為我注入越來越多的個人力量，某種未曾馴服的力量。我的內在主宰肯定看著這一切，因為一次在阿維宏的合氣道培訓時，我的手腕痛到讓我無法在練習中對付或「緊縛」對手。我沒有選擇，只能「鬆手」，或說加強放鬆我對待世界的方式，以及我的對手。

我當下完全不了解內在主宰傳遞的訊息，並對這個不公平的失能感到討厭和痛苦。兩年間，我必須隨時包纏我的手腕，必須帶著疼痛工作，它迫使我去改變態度與工作方式。直到某天，我突然了解到我與世界的關係有多麼自我中心、唯我是從。然後從這天起，我的手腕再也沒有不舒服，就算整天以密集方式工作（講座、培訓、諮詢、按摩等）也一樣。

●手部

就像腳部之於腿部，手部是手臂的「主宰」部位，它是手臂的端點，承載著所有無法實現的行動。它代表實現行動的最後階段、收尾與細緻之處。另外，法文中「手」（main）與「顯現、顯著」（manifestation, manifesté）等詞有同樣字源。手部代表著從念頭到真實的過渡階段，它也代表了「訴說」、溝通。這不只對於聾啞人有意義，在許多文化裡也有其他意義。手勢常常比口語更有力而醒目，許多研究都顯示出手勢在非口語溝通上的重要性，這種溝通是我們在生命中最早了解並實驗的類型。

母親與孩子之間的關係，認識與感情的交換及符號，都是透過手部與接觸完成的，因此它是傳遞與溝通的媒介。它讓施與受成為可能，它也可以碰觸、感受，甚至取代眼睛，因此它也是感知的媒介。藉由手，我們才能感受或傳遞能量。按手禮[7]既是宗教的，也是療癒和平的。手掌與手指是我們能量的發送器與接收器。另外，每隻指頭都是經脈的開端或終止，這些經脈透過運送的能量，決定了指頭的角色。我們會在下面看到每隻指頭的作用。

然而，作為行動的最終支點，手也是權力的媒介與力量的象徵。在許多文化裡，它代表皇權甚至是神權（在神的手心）。手部能拿取、掌握、緊抓、囚禁或壓碎。另外，握手的方式，也代表人們認定自己與對方的關係。拋棄權力者，會交出他們的手。我們因此可以找出手部的許多角色，無論象徵性與否，都能與手臂對應。不同之處在於，手部是在最後階段行動，而手臂則負責傳遞。我們可以用象徵來比喻手臂與箭的關係：手部是箭頭，而手臂是箭桿，箭的動態是由箭桿（手臂）傳遞，卻是箭頭（手部）使它得以穿透目標。

7 將某人的雙手置於另一人頭上，作為聖職教儀的一部分。許多聖職的教儀都藉著按手禮來執行。

手部不適

這種不適傳達我們與外界所顯現行動的關係。手部的緊張、疼痛、痛苦象徵我們與外在世界的關係屬於主宰、權力、持有或渴望。我們可能因為宰制、恐懼，而太想要掌握、緊抓、主宰事物或個人。闔上的手是退縮的手，是恐懼事物逃走、或自衛或正要攻擊的手（握拳）。

但是，就像我有時會向某些患者解釋的那樣，生命以及一切發生的，都可以用一把沙比喻。如果我們想要擁有並保存它，就必須打開雙手，因為若闔上雙手抓住沙粒，期待能掌握、保住它時，它就會從縫隙中流失。和平或接受的手總是打開的，而戰鬥的、喊著報仇或威脅的手，則永遠緊閉。手部與手腕緊密相連，它們的痛苦時常彼此連帶，常代表對世界意志、主宰、持有或權力放鬆的高度困難。

在這裡我想到多明尼克，這位四十多歲的女性患有某種特殊的風濕，稱為類風濕性關節炎。大方而熱情的她，與世界有著某種強烈的、與無意識有關的權力關係。在與生命和人們的抗爭裡，她旁若無人地支配並指導著。她天生的大方性格使得這種方式容易施行，而在她身旁的人，也以自己的方式去適應這種特別的態度。她幫自己選擇了喜歡的丈夫，外表剛強壯碩，但在行動與意志上則弱小。因此她認為自己必須為了他而行動、指導並主動，因為她認為「他沒有辦法」做到。這種與權力的關係，在她內心深處並不是良好的體驗，也讓她的風濕好發於兩邊手腕，而後在雙手上發作。我說這種風濕特別，因為它首先是發展性的；我們不知道怎麼阻止它（在它之上，我們無法掌握權力）。另一個特別之處，它是一種「自體免疫」疾病，這種感染會讓組織由於無法辨認其細胞，將其視為「敵人」，導致其自我摧毀。為什麼多明尼克的組織會認為手腕與手的細胞是敵人呢？難道是它們對權力的濫用，讓它們成為有害的，就像這位女性的行為對她的生命、定性、幸福等等來說也是有害的嗎？這種濫用，會阻礙她實現生命之道嗎？我相信她有許多事情要思考，並且最好儘快，因為她身體的其他部分也開始受到嚴重感染，而她的手腕與手部已經動過許多次手術了。

● 手指

手指代表手部的「細微」終結之處。它們是「細節」，因此也是我們行為的終結。每根手指都代表一種特殊細節，一種模式或特定階段，我們能藉由終結或起始於不同手指的能量經脈解析。作為周邊元素與行動的尾聲，手指能輕易成為個人表達、反應的工具。藉由手指與指端的能量點，我們能在無意識中有效地刺激或釋放此處的緊張。它們因此也是許多微小、看起來是隨機日常「錯失」行為發生的所在與工具。但手指的割傷、卡住、燙傷、碎裂或扭傷絕不是隨機的，這與某種「輕微」但清晰的、尋求表達的程序、緊張的釋放有關。這種程序之所以能作用，是因為指端的能量點也是「源點」，這是潛在能源的再生點，藉由它，某種新的動力能夠出現，或舊的能夠「補給」並轉向。

手指不適

在這裡，我會簡單介紹每根手指的大致象徵，以及會表現的痛苦。要更理解它背後的所有動力，只須參閱這本書能量經脈的部分，以及手指與其含括的一般動力即可。如果緊張出現在右手指，就與陰性（母性）象徵有關，若出現在左手指，則與陽性（父性）有關。

拇指

拇指是手太陰肺經的終止處，是面對外部世界時保護、防衛與反應的手指。孩子們對這最了解了，每個國家的孩童都會說：「拇指，暫停」或「拇指，我不玩了」[8]，或當他們需要「安全感」時會吮吸拇指。在今天，越來越多孩童不吸拇指，而改吸吮中指或無名指，這具有失去指標、不需要深層安全感的重要象徵意義。拇指代表外在的安全，防衛保障，而中指與無名指代表尋求安全，但並非為了防衛，而是為了透過與他人的結合、聯盟來獲得安全感。尋求內在和外在（自己與家人）統一的安全感，與具備權力及能否行動有關。

8 此處指法國孩童遊戲的語彙。

再來，拇指也可以是代表悲傷或挫敗的手指。無論如何，創傷（傷痕、割傷、扭傷、燙傷等）或拇指病變（風濕、關節病等），都與這些希冀保護、防衛，或想像世界裡遭受攻擊，或與某種挫敗、悲傷的概念有關。

食指

手陽明大腸經從這根手指開始，有保護之意，但在於釋放、甚至於向外界排除的意義之上。這讓它變成要求、權威、控訴，甚至威脅的手指，它命令、指導並提出脅迫的方向。在食指顯現出的緊張與疼痛，與自身不想保存某些事物的願望有關。這些事物讓人感到「無法接受」，最後只能走到廣泛意義上的「消除」（威脅）一途。在多數時候，它只是純粹排除掉某個令我們不舒服的體驗，食指不適因而能夠表達過度指導的威權主義，事實上，這些都需要排放其過度性。

中指

中指是手厥陰心包經終止之處，它是內在建構、內部管理事物與性事的手指（能對他人施行帶來快感的「權力」），也代表我們自己的經歷與行動的滿意度。在中指顯現的緊張，表達的是我們對事物發生的方式，或我們對處理這些事物方式的不滿。

無名指

無名指是手少陽三焦經的起始之處，它是事物統合、和諧與在我們之中內化的手指。它承載著結婚或締約等形式的戒指，它的創傷或病理傳達我們在結合、統整內在事物或周遭事物的困難。它告訴我們，要在我們之內、我們的生命所有部分之間創造和諧有多困難。

小指

小指是唯一有兩條經脈匯集的地方：手少陰心經（終止於此）與手太陽小腸經（起始於此）。這是細緻、完善的，也是情緒的，甚至虛偽的手指。這也是我們在學某種上流社會手法飲茶，想使姿態高雅時會抬起的手指。在此處感到的緊張，代表我們希望將情緒上的緊張外顯化，甚或是展現出膚淺的態度或太過主觀的傾向。它象徵我們太投入所扮演的角色，卻對我們的天性不夠重視。

● 手臂（二頭肌與肱骨）

手臂處於肩膀與手肘之間。我們已在前文見到這兩種連動機制所代表的細節，我們只須回想，肩膀與肩胛是行動間無意識關係的重現。它們代表無意識之門後的通道，我稱此為融合之門，我們的無意識與對世界和存在（包括我們自己）行動之間的關係。

手肘是接納之門與柵門，圍繞著肱骨而形成的手臂，位在兩者之間，並予以連結。它因而代表了從無意識到意識之時，意志通過階段的投影，或行動的慾望，亦即在意識接納之前的「濃縮程序」；但這也有可能是從意識到無意識的過渡階段，這時我們說的就是「解放程序」：在意識接納之後、進入無意識之前（見第204頁圖表）。

手臂不適

在手臂上感到的緊張（疼痛點、痙攣、神經痛等手臂不適）是個人感到行為困難的表現。在無意識深處，關於行動能力的記憶或傷痕一旦浮現，而個人又拒絕接受時，就會藉由手臂的疼痛而顯現。當浮現的記憶太過強烈，或對個人信仰結構（骨骼）造成太多衝擊時，甚至會造成肱骨碎裂。當個人的失敗、在工作或家庭上無法實現某些事物與行動，或對其結果有所恐懼，即會藉由手臂上的疼痛或創傷來表達。

這可能與某些在意識上接受，但無法或還沒準備好在內心深處接受的經歷與經驗有關。例如某人必須將他認為重要的，並接受的某些事物拱手讓出（計畫、技術成果、升職等）；然而其實他的內心深處並不能接受。他即使能理解，但也拒絕接納。

如果疼痛或創傷位於肱骨，這象徵緊張是與個人對於其行動的深層結構、無意識中的信仰與價值有關。如果這在手臂上、肌肉上顯現，則是較不「嚴重」的顯現。

當緊張、疼痛或碎裂發生在右手臂時，即與某些陰性、母性象徵的事物有關；如果緊張、疼痛或碎裂發生在左手臂上，就會是與某些陽性、父性象徵的事物有關。在這裡，我要再提一次艾爾維的故事。他在工作上經歷到的緊張，清晰地表現在手臂、肩膀與手肘上。很明顯地，他認為自己無法有所作為，或事情不如他想像的那樣發生，都是外在世界的關係（肩膀）。他無意識裡知道並理解原因（手臂），但由於情況在他眼中並不公正，或無法合理化，所以他難以接受或承認那些原因，哪怕只是去了解都有困難（手肘）。因此，情勢無法被意識承認，能量就只好滯留在手肘處。

● 前臂、尺骨與橈骨

前臂位於手肘和手腕之間。我們已經知道手肘代表接納之門；在選擇面，手腕則是包含之門（而非決定的意義，如腳踝）。前臂是在現實世界裡，行動意志通行的第一步。當我們想要去做（或是發生了）某些事情，觸動了深處的記憶（無意識），而我們接受了它（手肘），我們得選擇並實行那些我們可以實現的事情。如果這種實現有困難，譬如因為我們難以決定要使用哪種方式，緊張就會在前臂呈現出緊張、疼痛、痙攣等，手腕附近的尺骨與橈骨甚至會產生碎裂。我們看的是身體在手部與手腕前後的部位，這要根據我們選擇的能量循環方向（濃縮或解放）。因此，它有可能是事物從無意識通往意識的階段（從手肘往手部），亦即「濃縮程序」：在意識接納並通向真實（手腕、手部）之前；但也有可能是意識通往無意識（從手部往手肘）的「解放程序」：在意識接納之後、進入無意識之前（見第204頁圖表）。

前臂、尺骨與橈骨不適

它們傳達的是我們在行動時感覺到的困難。我們在選擇上的困難，或是缺乏行動方法，以及面臨新的、不習慣或不確定的事物時，可能會在手臂呈現疼痛、甚至碎裂的情形。由於緊張太過強烈，而我們的行動或選擇卻倔強的停滯在原地，因為無法認肯外界強加在我們身上的「扭轉」（改變的必要性），因此尺骨或橈骨，甚至兩者皆會「鬆懈」。只要是在前臂上的一點不舒服，就象徵著我們難以「活動」、難以讓手腕和手部去扮演它們機動性、改變行動模式的角色。

如果緊張在左前臂呈現，就與陽性象徵（父性）有關；若在右前臂，就與陰性動力（母性）有關。

●頸部

位於頭部與身體其他部位之間，頸部作為腦與手臂、腿等執行者之間的橋梁。從底部的腦神經叢開始，所有行動上的意志或抉擇，都會由此發送給最能將命令實現的器官或部位。因此，頸部是慾望或意志尚未浮現，並還未啟動身體作為的所在；它們還沒和外界產生關係。頸部代表著從概念（腦、念頭、慾望、意志等）過渡到真實（行動、實現、關係、表達等）的階段。

頸部不適

頸部的緊張、疼痛或阻滯，是要表達我們難以將念頭、意志等化作真實。與肩膀不同，頸部是事物還沒到達通往行動「門前」的階段，所以這象徵著我們無法讓它從想法成為真實，因為我們認為自己做不到，此刻的無力感是我們自己造成的，但在肩膀被阻礙時，則是外界造成的。至於疼痛向左或右側肩膀擴散，則補充說明了內在是在陰性或陽性的象徵下，讓我們認為自己無能。

在這裡，我能想到最經典又最簡單的例子就是落枕。這種頸部緊張會對我們直接造成物理性的阻礙，當頭往左轉或往右轉時，可能會極為疼痛。想想在什麼情況下，我們的頭會轉向左又轉向右呢？在所有文化裡，這個動作都意味著「不」。這是異議、拒絕、不接受已發生的，或他人言談行動的信號。它象徵著我們無法向某人或某種情況說「不」。我們認為自己沒有權利、不可能，或沒有能力這麼做。

我想起伯納，一間法國大型通路企業的高層主管，他曾經參加我一場談論關係動力的企業講座。當時他有很嚴重的落枕，並且持續了三天。我問他是否經歷某個讓他想要說「不」的事情，卻遭到阻礙，因為他認為他無法或無權這樣做。他頓時顯得不自在，接著驚覺自己確實在職場上面臨這種情況。在他所屬地區的公司總裁，很喜歡舉辦幹部聚會，伯納稱這種聚會為「大彌撒」。這些為期一到三天的聚會，除了浪費時間，讓他無法進行許多工作之外，幾乎毫無意義。但他不敢冒犯對方，也怕拒絕會讓對方難堪，而他在我的講座前三天才得知下個月又要舉辦一場「大彌撒」。他在週一晚上得到消息，週二早上起床時便落枕，一直到週四前來參加我的講座。他因此考慮要向上司提出異議，或乾脆接受這

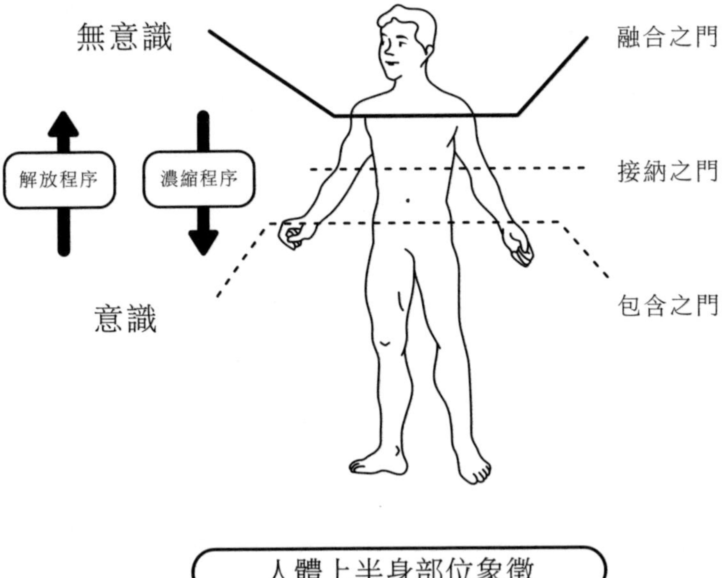

人體上半身部位象徵

些「大彌撒」。

在上頁圖中，我們可以整理出身體上部、手臂、肩膀與頸部的重要軸線。它讓我們能夠輕易見到發生了什麼，以及如何發生。

每次我們在身體上部經歷緊張時，這都象徵我們與行動（慾望、意志、不可能性、無能、恐懼等）或對事物與存在權力之間的關係，並與我們經歷的緊張、我們想像中的無能（頸部），或來自外在的無能有關。

軀幹

這是身體的中央部分，與我們移動、行動的部位連接，這也是所有確保「後勤任務」的器官所在。軀幹代表個體的家舍，聚集所有功能性的器官，決定性器官則在它的上方。軀幹是構成身體的軸心，製造並分配能量的中央火車頭，人體煉金術就在這裡產生。就像樹的軀幹，它是最可觀的，但也是最缺乏機動性與柔軟度的部位。因此，它包含了所有功能性器官與脊柱，有時並透過器官表達，讓緊張能夠呈現。我們將會談論每一個器官，並試著呈現與它們的心理連結。

不同的器官有何作用？

《拉魯斯字典》[9]給器官的定義是：「身體的活體部位，能完成自身功能。」人體有一定數量的器官作用、活動，並確保我所謂的（不含任何貶義）「後勤任務」。這些器官各有功能，並結合成一個整體，成為一條鏈裡的不同環節。它們根據功能組成系統，並為這個功能服務。我們有消化系統、呼吸系統、泌尿系統、循環系統、神經系統與生殖系統。

我們首先要看的是每個系統的角色，接著詳解每個器官，但不是透過醫學的眼光，因為那不是我們的目標，那只是為了展現每個器官的功能，以及在不舒服時的顯現象徵而已。

為了更理解每個器官，我們需要看的是它們能量的呈現、所屬經脈與五行，因此才能夠將器官與其心理能量的環境作聯繫。

消化系統

它讓我們能消化所攝食的固體或液體食物，因為它，我們才能吸收地球提供的營養物質，以及我們喜愛的美食。透過消化系統中一種極為精細的煉金手法，我們能將這些食物原料轉化，讓器官接受、使用，成為碳化原料的根本元素之一。消化系統是包含最多器官的系統，這讓我們見識到煉金手法有多麼精細。我們也能從固體食物

9 由法國拉魯斯出版社所出版的法漢字典。

在轉化上沉重、濃密、複雜的能量形式，以及它需要許多活動和轉化的事實來解釋為何它這麼複雜。這就是為什麼營養原料在進入血液之前，首先要轉入某些儲藏處，並混入某些催化劑（我們的胃也同樣會分泌胃酸）來讓它們融化。消化系統由嘴、食道、胃、肝、膽、脾、胰、小腸、大腸等組成。嘴具有相當特殊的角色與象徵，我會在後文提到口部時再來談它。

●消化系統不適

它傳達我們難以吞嚥、消化、吸收生命中所發生的事。在我們經常使用的句子也可以見到這類的象徵「我不能吞回我說過的」、「我一直不能消化你做過的」，或甚至是「這一直留在我的肚子裡」。根據最有關係的消化器官，我們能根據感到的緊張或消化的困難來鎖定事物。我們會看到更多與各個器官有關的細節。

●胃

經過食道，胃會首先接受到嘴巴咀嚼過的原始食物，因此它是營養物質的第一個儲藏處。它儲藏大型物件，扮演類似「混凝土攪拌機」的角色。它攪拌、混合，同時也透過胃酸融化攝取的食材，準備好進入吸收的程序。胃因此是直接負責消化「物質」，實際進行並必須負責、主管食物的器官。

胃部不適

這傳達的是我們對物質世界的掌握，或管理上碰到的困難或緊張。如果財務、職場、學業或法律上的衝突，造成我們實際或想像中的不快，便會選擇如此表達。由於它攪拌食料的角色，胃部不適可能也象徵著我們過度反芻、重複某些事物或事件；胃酸的分泌可能就是為了要阻止我們這麼做。

我會引用許多潰瘍的案例，它們時常來自職場衝突，長久以來都是商務男性的「偏好疾病」。今日由於我們已經知道如何鎮定胃部，這數字已經逐漸降低。許多在考試前感到胃部痙攣或胃酸逆流的學生，都知道這是他們憂慮的象徵。

胃酸逆流、**胃酸過多**、**潰瘍或癌症**都是張力漸進的表現方式，表達我們難以消化自己的經歷、生命中的震撼，或讓我們有所不滿的情況。**嘔吐**則是再加上排斥、拒絕。

●脾與胰

這兩個器官藉由分泌至小腸的體液（胰），與利用紅血球和白血球存儲以構成血液（脾）來參與消化工作。胰臟藉由其製作的胰島素管理血糖比例，並透過胰液來積極參與消化由胃所準備的食物。它們是辛勤工作的器官，與地行能量有關，主要負責消化工作，是「認真並理性」的執行者。

脾與胰不適

這象徵我們用太理性的態度生活，沒有給愉悅和快樂足夠的空間。功課確實很重要，職業與物質也是生活基礎，但生命還缺少我們都需要的溫柔。內在對物質的憂慮與對匱乏、未知或趕不上的恐懼，是脾臟與胰臟不適要表達的訊息。活在過去、害怕無法管理當下，或對過往記憶的維護，都有可能藉由這兩個器官的緊張或疾病表現。對應常規、遵守規範，甚至對其倚賴的希望，可能會藉由脾臟與胰臟的失衡來表現。這裡的能量是由足太陰脾經負責，它也是我們共同認定為「規則」的經脈之一。這種需要也存在於糖尿病患者身上，這些人由於上述的失衡，必須對他們生活上的規矩極為警覺。進餐時間與一切生活習慣都必須徹底地「有規矩」，並且嚴格遵行，否則病痛就會發作。

胰臟失衡可能有兩種形式，**低血糖**（血液中糖分過低）與**高血糖或糖尿病**（血液中糖分過高）。在生命中糖代表什麼?代表溫柔、溫和，以及所延伸出來的愛情或肯定。在世界上所有文化裡，我們都會為了孩子表現好（遵從規範）如成績優秀（符合常規），或單純是為了取悅他們而給予獎賞或禮物。這個禮物常是「母性」的。

血液裡糖分過多，表示我們難以管理、體驗或取得生命中的溫柔。**糖尿病**時常象徵此人有著過度甚至不義的威權父親（過度的規範或常規），而他在母親的溫柔保護中找到「庇護」。營養（母親）因而成為一種重要的緩衝、出口，而糖尿病就是體重必然漸進的結局。

遭遇重大的心理震撼，安全感或情感信仰被粗暴毀滅時，也會藉由糖尿病加以表達。有一位年輕女性曾來向我諮詢，她想要有一個孩子，卻被糖尿病所阻礙。我們分析她的狀況，追溯到她童年的一場悲劇。當她7歲時，某一天她與妹妹走在路邊，一輛對向來車突然偏離車道，劇烈撞擊她摯愛的妹妹。她帶著無止盡的驚懼看著妹妹死在眼前，之後幾個星期，她無法說話，也無法表達她失去最親愛的、讓她生命充滿溫柔的人時感到的痛苦；事發六個月後，她便出現糖尿病的初期徵象。在三次處理這段充滿情緒的記憶，以及相關能量的療程之後，她的血糖緩慢降低。我建議她同時也去向順勢療法醫師友人諮詢，利用一種聰明的醫療協助治療，試圖刺激她的胰臟功能而不須使用代替品。喔對，我忘記最重要的事情，幾個月前這位年輕女性已經有了一位小女孩。

低血糖（糖分不足）向我們傳遞一種反向的痛苦，與無能、難以接納、接受、認為有權獲取溫柔有關。這在不受母親喜愛／父親「不在」的孩童身上最常見到。當孩子缺乏母性庇護，會造成對食物的負面觀感，不喜愛食物，甚至無法接受食物（厭食），或者只在需要時才吸收。攝取的過程，感受不到愉悅和溫柔，只有最低程度的

「糖分」。這讓我們的體型消瘦削薄，也代表了我們身上缺乏圓潤（溫柔）。

●肝

這是一個極度精密與多功能的器官。它是人體最大的器官，它會分泌膽汁，在消化上扮演不可或缺的角色，而它也確保另一項非常重要的功能：濾清血液。它藉此參與了血液的構成及品質，如營養程度與免疫程度等（防衛、結痂、儲存等）。它賦予血液「紋路」、構成、生命層次，和「色調」。它的雙重角色，來自於接納血液中的雙重營養，一是經由肝動脈，供給肝氧氣，一是經由門靜脈，傳送小腸吸收的營養。這兩條渠道在肝匯合，並在下腔靜脈結合，接著又傳輸富含養分與血球的血液，以及透過肺而承載氧氣的血液，經由心臟分配到全身。

肝不適

肝的問題，也是難以「消化」生命中某些事物的徵兆，但與胃有一點微妙差異。與肝有關的主要情緒是憤怒。在這個器官上的緊張或痛苦要表達的可能是，我們面對生活時的慣有模式就是憤怒。每次我們靠衝撞外界、高度憤怒來解決問題時，我們便動員了所有的肝能量，因而剝奪了它一大部分功能進行時所需的能量，這個器官於是便會藉由不再正確扮演它的角色來表現自己。相反地，太常生悶氣或總是隱忍，則會將能量濃縮在肝裡，有轉化為最嚴重疾病（肝硬化、肝囊腫、癌症）的可能性。

肝臟不適要表達的，也可能是我們經歷或接受感覺、感情或他人迴響時的困難。我們對自身的形象，或他人見到我們的形象很大部分是倚賴肝臟。這種形象的感知，是我們生命樂趣的一部分，我們從肝濾清並「給養」血液的角色裡獲得這種快樂。它的緊張，因而也可能象徵我們的形象受到質疑，快樂也被內在的酸楚、或外界給予我們的認可不如期待而產生的尖酸取代，我們會產生罪咎感。

肝深入地參與免疫系統，特別是微細免疫，此處富含身體所提供的經驗。這是因為罪咎的感受讓我們「必須」將自己合理化，保衛自己。它動員我們的心理防衛能量，而時常發怒，便象徵並表達了找不到其他防衛方式的恐懼。如果這種狀況很常見，它會弱化肝的能量，接著是膀胱產生痛苦。肝是陰性器官，代表著關於深處存在的感受。

●膽

它與肝緊密互動，收集並濃縮膽汁。它將膽汁送往小腸，直到胃出口。釋放膽汁會讓消化過程，特別是油膩食物，能和諧地持續下去。在作用失常時，消化就會被認定為「不好」的。

膽不適

作為消化食物的參與者，它等於在心理層面扮演消化事件的角色。就像我們在憂慮時常說「嚐到膽汁的苦澀」。膽囊不適傳達我們在管控與釐清感受時的困難。

這裡指的是陽性面，也就是與外界的關係。他人是否因為我做的、代表的而喜愛我、肯定我，膽的緊張反應正是表達出這樣的質疑。另外還有伴隨困難而來的劇烈憤怒，特別是感覺到外界對自己不公平，或是當誠實與真相不如自己想像中受到肯定的時候，此時膽更會有明顯的反應。膽囊不舒服可能象徵著我們並不清楚事物的正確性、正當性，同時我們也傾向於侷限、利用甚至操縱別人。

●小腸

小腸大約有6公尺長。這讓它具有廣大的面積，內部無數的凸起又讓它更廣大，這層表面成為最後消化代謝幫助營養元素進入血液前的轉化；可吸收與不可吸收之間的分類，則會在大腸中持續。一切經過「海關」，被認為可吸收的，則會進入血液與淋巴系統。小腸並不只是讓食物通過的「濾網」，它積極參與消化，分泌所需的酶，也扮演「運輸」某些糖分與胺基酸的角色。因此，由於小腸的介入，才能完成營養元素的選擇與運送。

小腸不適

腹瀉、潰瘍等症狀，傳達了我們吸收某些經驗，或不經判斷就被這些經驗滲透時，我們所遭遇到的困難。作為海關官員，它讓某些資訊通過，並拒絕其他資訊。小腸的疼痛或疾病，也有可能象徵我們太過傾向於黑白分明，區辨好壞。在星象上的例子是處女座，這個星座與各種價值、以及對價值的強調和尊重等概念高度相關，而生理性上的弱點主要就位於腸道。

●大腸

它扮演的是清潔工、排水道的角色。它運輸並排除我們攝入而未吸收的有機物質，藉此避免組織堵塞、生垢、飽和，以及由這些狀況導致的「窒息」、中毒；只要看看在大城市裡的清潔工罷工時會發生什麼事就知道了。這個器官因而對身體的「呼吸」順暢有所貢獻，這讓我們更能理解為什麼大腸得以補足肺部能量。

大腸不適

大腸的緊張、疼痛象徵我們任憑事物留在原地，阻礙我們出發。恐懼失去、犯錯、過於內斂（內向）或拒絕拋棄、放手，都是藉由大腸問題表達（**便祕、疼痛、脹氣**等）。它的不適也訴說著我們「結痂」時、遺忘惡劣經驗時遭遇到的困難，酸液的分泌也可說明隱忍不發的怒氣。如同它能讓人消除我們所攝取但並沒有吸收的（食料），它也能讓人排出我們攝取但沒有接受的經驗（經歷）。

呼吸系統

正如其名，它讓我們能呼吸。藉由呼吸系統，我們能吸收氣的能量，而這比我們想像中只能呼吸周遭空氣要來得更複雜。呼吸系統當然包含肺，但還有皮膚與身體的所有細胞。事實上，這裡含有兩個彼此分明的呼吸層次：「外部」呼吸與「內部」呼吸。外部呼吸是我們熟知的肺部換氣，但還有一種「皮膚」外部換氣，我們的皮膚扮演著呼吸的重要角色；這種外部換氣是呼吸系統中氧化氣體與碳化氣體的交換。內部呼吸是在細胞層次上的呼吸，直接在細胞內進行交換，細胞能不靠傳統的血液輸送而自行進行氣體交換，能量也一樣。

作為呼吸系統的器官，皮膚也扮演著面對外界保護身體的角色。它是柔軟但有效的包裝，保護多數的攻擊，這些攻擊可能來自積極因素（細菌、病毒、昆蟲等），或消極因素（灰塵、溫度、雨水等）。作為不可或缺的接收器，皮膚在面對外界刺激與索求的保護作用，以及傷口的結痂功能上都扮演首要的角色。

●呼吸系統不適

呼吸系統屬於金行，其重要的功能之一就是面對外界、提供保障。這種保障有兩種運作方式：一是灰塵的濾清與氣體交換（排出碳化氣體）、以及回應環境「攻擊」

的能力；另一個功能則是結痂、關閉傷口。

呼吸系統的問題象徵我們面對外界並保護自己，以及適切地反映不定時攻擊時遇到的困難。在這點上，無論是實際的或想像中的狀況皆然。

呼吸系統的緊張與疼痛，也可能象徵著我們在生活空間裡體驗到或感受到的緊張。無疑的，我們會因此感覺遭受入侵或窒息，因此需要產生出某些限制或收縮來保護自己。在此處的典型反應是無意識的，一般會出現在與壓力相關的體驗裡，我們會無意識地將自己置入暫停呼吸的狀態。每個極限運動員都對此知悉，並採用各種技巧以在進行活動時「主動並有意識地呼吸」。

在這裡，我們可以看到關於**阻塞型／性睡眠呼吸中止症**的第一個重要線索。這種**睡眠呼吸中止症**，在醫學上被稱為「窒息症候群／睡眠窒礙性呼吸不足」（法文縮寫為SAHOS，以下簡稱「睡眠呼吸中止症」），是一種呼吸問題。這種問題會造成為時數十秒（有時更久）的常態性呼吸暫停，整晚都會持續出現。這些暫停，有時甚至是完全停滯，會擾亂睡眠，激發微醒，而這些現象在多數時候都是無意識的。這會引起大腦供氧不足，也會影響（腎臟）夜間排毒與（肺臟）消除碳化氣體的過程。

最明顯的結果，是體力難以恢復，也就是睡眠無法產生恢復效果。醒來之後依然感到疲倦，甚至比睡前更累，這是第一個警告訊號。如果睡眠呼吸中止症持續下去，還會進一步影響到認知功能（反射、集中、記憶），以及循環系統。

在醫學層次上，**睡眠呼吸中止症**被認為是由「上」呼吸道（喉頭、喉嚨、咽部、支氣管）受到阻塞所造成（亦為其醫學名稱來源）。**睡眠呼吸中止症**的第二個重要元素，則是肥胖造成的負擔。事實上，在醫學認知裡，超過70%的睡眠呼吸中止症患者都有體重過重的特徵。

根據我們已經提過的不同元素，心理能量學能讓我們從更廣的角度出發。睡眠呼吸中止症發生在夜間，夜晚則是無意識的王國。呼吸系統是領域性的意識，與需要保護自己不受外界侵害的感受相關。體重過重經常是根源於需要藉由「填滿自我」來保護自己，也有著讓自己更「具分量」的次要優勢，能在世界與自身之間建立起更厚實的保障。不言可喻的，這是一種非常古老的無意識反射行為。但在加重身體負擔時，身體的呼吸功能自然也會下降。以下的事實可為明證：在睡眠呼吸中止症的背後，植物神經系統的主要部位——迷走神經（常被稱為「肺胃神經」）會產生實際的緊張。這是壓力的神經，也是太陽神經叢與橫隔膜的神經；更是一如其名，主管消化區塊（胃／消化）與肺區塊（呼吸）的神經。因為腫脹的胃部會擠壓到橫隔膜與太陽神經叢，因而阻礙呼吸。

在這裡，我們可以見到身體所憑藉的象徵力量之所在。夜間正是太陽休息之時，內在的主宰清楚地告訴我們。毫無疑問的，由於諸多限制、隱忍、恐懼、不安等，使我們與生命的關係過度窒息，而我們又試圖採取不適當的方式，透過「物質」（食物、財產、過度控制等）來保護自己。這讓我們難以清楚地看見（光線、認知功能等），難以校正自己，或重新打開太陽神經叢，深深地呼吸，接納自己內藏的所有情緒（心）。我們缺少的是太陽（可靠而尊貴的父親，真正的雄性？）。這讓我的一位親友說出：「這個人顯然罹患了太陽睡眠呼吸中止症。」[10]這道盡了一切，不是嗎？此外，這種說法也挺激勵人心的。

這讓我想到賈克琳，這位六十多歲的女性患有睡眠呼吸中止症。她的人生中有過什麼經歷？童年時，她與威權又粗暴的父親一起生活；她有一位兄弟；在她接受高等教育、準備成為高中老師時，遇見了同樣將成為老師的未來配偶。當時她父母的關係逐漸走下坡，最後父親離家出走。賈克琳從來不曾表示自己與母親被拋棄後的感受，隱忍逐漸成為主要的因素。而在接下來的幾個月，賈克琳罹患了「危險的」甲狀腺結節，醫師決定取出整副甲狀腺。三十年來，她持續接受賀爾蒙治療，體重也不斷增加。甲狀腺，正是擔負著自我表達象徵的腺體……

一如她的母親，賈克琳育有一女（像她一樣是長女）一子。她的女兒也走上了語言教學（！）之路，在幾年前成婚，同樣嫁給一位教師。然而，她女兒某日意外發現配偶有著嚴重的成癮問題，也同樣是因為擔心對方有暴力與施暴的危險，決定分手。她在兩到三年間不曾與任何人提過這件事，試圖全部自己吸收，但她的甲狀腺似乎不以為然。她的整副甲狀腺都被取出，就像她的母親一樣。也就是在這個時期，她的母親開始罹患睡眠呼吸中止症。

---

10 法文的太陽「soleil」與睡眠「sommeil」讀音相近。

●肺

肺是主要的呼吸器官。在這許多「肺泡」的小囊（3億個左右）裡，身體實現氧氣與碳化氣體的交換。這些小囊由許多微小的輸送管道也就是毛細血管灌溉，讓血液（紅血球）釋放碳化氣體並載滿氧氣，以繼續供養所有細胞。囊泡精細的薄膜，使這種交換成為可能，如果我們將這些薄膜展開，其面積可以到數百平方公尺。

思考一下這些組織的脆弱，當我們呼吸汙染空氣或吸菸時會引起的傷害。肺是我們體內唯一永久向外界開放的通道，所以它必須持續保衛自己並保護我們。經由鼻子加熱的空氣，一部分先由絨毛濾清，黏液會先困住部分灰塵，讓灰塵無法侵入支氣管，並添加濕度，灰塵又由咳嗽或絨毛振動排出。

我們能看到這個保衛系統有多麼精緻。在消化系統裡，總是食物的複雜分解程序，而這裡則是保護程序。最後，有件有趣的事情值得一提，呼吸是唯一一個自動的（無意識且無意願）器官功能，也就是說藉由自主神經調控，我們能夠透過中樞神經進行介入。這讓我們能掌握更好的紓緩呼吸技巧，因為這些技巧能幫助我們鎮定自主神經系統，透過程序放鬆無意識的緊張。

肺不適

肺部的脆弱或疾病要表達的是，我們難以主控外界的情況。最簡單的例子就是初冬降溫時，無法透過內在熱量系統應對的人們會著涼，這就是肺系統弱化，並為**流感**或**傷風**敞開大門。**咳嗽**、**氣喘**、**扁桃腺炎**、**支氣管炎**等，都是我們感覺到外界的強力索求，而我們也無法管控的徵兆，痛苦或疾病讓我們能排除掉這份緊張。**刺激性咳嗽**向我們傳達這些攻擊如何刺激並使我們難以忍受，所以造成激烈的反應；**含痰的咳嗽**則象徵著攻擊的因素被我們困在體內，它們被困在支氣管的黏液裡，所以我們需要盡可能生產黏液好「咳出痰來」，排出攻擊我們並「黏」在我們體內的東西。

當我還是青少年時，我是個內向，但也容易表露感情（以遮掩自己內向）的男孩，吃得多但胖不起來。我的肺部相當虛弱，並曾患有多年的慢性支氣管炎，家庭醫生試圖用抗生素幫我治療。幸好我住在鄉下，雙親最常用的也是最有效的療法就是火罐與泥敷。當年每次經歷衝突或困難時，都會引發我的嗆咳，接著便是流感或支氣管炎。我用抽菸來改善這一切，直到我改變生命與他人的關係（結束與世界的競爭）之後，我的肺虛弱才消失，並且神奇地不再需要抽菸，直到今日。

這種與肺部的關係，以及與他人的關係，在順勢療法中會採用**鉤吻**[11]。大致上來說，鉤吻是開給苦於內向或「恐懼未來」（譬如考試等）的人使用，但也用在流感併發症與其他肺部感染上。除了鉤吻之外，在順勢療法裡，還有許多療程能證明它與能量是在同一層次上運作，並遵循同樣的法則。

感受到攻擊時，並不一定會立刻表現出來。沉重、使人窒息的氣氛、讓人輕鬆不起來的氛圍都會花費掉巨大的肺能量。肺系統（鼻、喉、支氣管等）的痛苦或疾病，表達的不一定是對我們的直接攻擊，可能是讓我們感到不自在的人或情況。許多人在諮詢時會說：「我在社會裡有種窒息的感覺」或「我在家裡無法呼吸」。第二句是一位氣喘患者說的，而他也很快就理解到是誰在家裡「抽走他的呼吸」。

過度的母性焦慮、沉重的家庭氛圍常會在孩童身上轉化為肺部虛弱，而如果治癒過頭或不足，有可能再轉變為呼吸道或皮膚過敏，孩童因而會「保衛」自己，有時會產生劇烈反應。**氣喘、濕疹、化膿性扁桃腺炎**等於身體用「大喊」的方式表達環境讓孩童感到不滿足、他正經歷著某種攻擊情況、及他需要保護(愛與在場)等,以免窒息。

與肺部問題相關的最後一個象徵是悲傷、憂鬱、憂傷、孤獨,肺部能量負責這些情緒的過度與耗竭。過度維護某件事或某個人的記憶,或持續悲傷,可能會在肺部的虛弱上呈現出來。值得一提的是,感傷浪漫主義的黃金年代(夏多布里昂、歌德、盧梭、蕭邦等)同時也是肺結核的「黃金年代」。

●皮膚

這是最有趣也最完整的人體器官之一。它是唯一與身體和精神功能都有直接關係的器官。這個超過2平方公尺的封裝,包住整個身體。它的表面有著令人印象深刻的給養與神經系統,同時也是一個與大腦相連的傑出資訊系統。

11 屬於胡蔓藤科鉤吻屬,是一種具劇毒的常綠、一年生、纏繞性的藤本植物。部分被應用結合在藥理作用上。

皮膚的首要角色是保護。它代表與外在世界之間的柵門，保護我們不受細菌與物質（炎熱、打擊、汙穢）攻擊，這也是它最為人知的功能。你或許會懷疑，為什麼我會在呼吸系統中談論皮膚?因為它讓皮膚通風，協助肺部扮演吸收氣體能量的角色。皮膚做得比單純的氣體交換更多，它在代謝維生素D時，會接收並轉化陽光。借助70萬個以上的神經接受器，讓我們能感受環境，無論是物理性的（碰觸）、人性的（反應、直覺、情緒等）或熱力的（溫度）。

皮膚也執行一項不可忽視的，輔助身體所有排泄系統的任務。當腎、膀胱、大腸和肺等器官疲憊或堵塞時，是皮膚補上了連結並協助排出人體無法靠其他方法排除的毒素，特別是**排汗**、**體味**、**皮膚病**等。

皮膚與「肌肉表皮」，也就是我們說的「組織薄膜」等，能「記憶」我們的經驗與情緒。這讓我們能夠理解為什麼觸碰與某些按摩技巧，如道家運氣法，會有驚人的效果，特別是針對身心症。

皮膚是身體最具有結痂能力的器官。這個還無法被解釋的奇蹟，讓某個「組織」能自我修復、自我重建，其力量與效率都非常驚人。這一切有時會經過某種類似於癌症病變的現象，而讓我們理解到，為什麼某些在艱難的心理脈絡中結痂的創傷，會導致受創區域的癌症病變。

皮膚的社會角色也同樣重要。它直接參與我們與世界的關係。另一方面，當社會與文化變得越「膚淺」，它們就會越遠離生命本質，變得只重視機巧與外表，而觸碰也越會成為禁忌。我在本書的引介裡提到現代人與現代溝通類型，其中一點有趣的是，今天我們可以隨時打斷別人說話，但若是輕碰到或與他人擦碰時，我們會道歉，就好像一次偶然的觸碰會比打斷別人說話來得更失禮一樣。

皮膚不適

皮膚的問題象徵我們對於外在世界的經歷有困難。**濕疹**、**牛皮癬**、**皮疹**、**黴菌感染**、**白斑**、**水泡**等，是我們面對外界真假的攻擊時，有所回應的展現，它們讓我們能將世界的困難合理化，同時協助釋放緊張。這些病痛都具有相當的象徵性，總是在非常具有表現能力的部位出現。

幾個月前，我開車到鄉下拜訪雙親。在進入一個市鎮時，被前方一輛正在行駛的汽車阻礙，它完全不遵守交通規則，我被迫緊急煞車，同時我向駕駛閃了大燈，結果這激怒了他，他刻意開得很慢，向我展現他比我「更強」。行使幾百公尺之後，由於我的車馬力較大，於是我迅速超車。這時，他也加速企圖阻止我並排，但我的車更有力，不但成功並排，還可以加速，而就在右線道終點居然有一台測速器！我因為超速被攔下作筆錄，我非常強烈的感受到外在世界的攻擊。隔天我的胸部，特別是在胸骨的位置上出現了一塊皮癬，就在腹腔神經叢（粗魯的情緒、攻擊、恐懼等）和心血神經叢（完整的情緒、對別人與自己的愛、利他主義等）上。只要我無法達成內心協調，這些癬就會發癢。我把事情告訴執行順勢療法的朋友，透過內臟引流，他幫我迅速消解了皮癬，因為我曾經難以「放手」、排出（大腸）以及吸收（小腸）事情。

我想到的第二個例子更驚人。我有個名為克莉斯丁的道家運氣法學生，從一九八八年五月以來就為**牛皮癬**所苦。儘管她多年來一直在以色列死海治療，病徵還是不斷復發，每次都感覺更加嚴重。牛皮癬對她身體影響越來越大，她就越來越想要遮蓋自己。牛皮癬是一種皮膚剝離，會出現整片紅腫，多數時候會出現在連動機制、手肘和膝蓋上。我們在這裡見到她的緊張是和難以屈從、接受所發生之事有關。在幾個能量、身分與解放隱藏情緒記憶的療程諮詢後，克莉斯丁的牛皮癬逐漸減少，並在一九九〇年五月徹底消失（又是五月），從此再沒發病。

泌尿系統

它讓我們能管控體液並將毒素從體內排除。泌尿系統包括濾淨系統的腎與膀胱，它們儲存並排出我們身體的「廢水」，而大腸則排出我們的有機物質。這個角色非常重要，因為身體裡的水，是深層記憶不可或缺的載體，能量中的水行也與先祖記憶緊密相連。這裡我們見到的是人體最神祕也最有力量的活動，即「地下水」與豐饒度（生殖力）的管控。

●泌尿系統不適

這象徵我們的深層信仰正經歷到緊張，我們依據這些信仰建立生活，它們代表我們的「地基」。這象徵我們面對生命中某些改變的恐懼與抵抗、恐懼轉變所帶來的不穩定。它們也訴說著我們深層根本的恐懼，像是對死亡、重病或暴力的恐懼。

●腎

這是在管控濾清體液與身體鹽分的過程中，不可或缺的器官。它們每天過濾一千五百公升以上的血液，並分類、排除血液中的毒素，轉換成尿液。它們並且能調節水與礦物鹽分，將其從血液中萃取出，並依需求將其回復，使得抵抗力更容易恢復，我們能看到這如何補足它們在「能量」上的角色。它們倚賴膀胱來排出身體的尿液。

它們在壓力、恐懼與這些部分的管控，扮演著非常重要的角色。藉由腎上腺（腎上腺髓質與腎上腺皮質）的中介，腎會分泌我們面對壓力與恐懼時的賀爾蒙。腎上腺髓質能分泌腎上腺素與正腎上腺素，影響我們逃逸或反擊的反應。腎上腺皮質則會分泌皮質激素，控制我們反應的激烈程度，也就是情緒與感性在細胞層次的張力。

腎不適

腎不舒服表達出我們對於深刻而根本的（生命、死亡、求生）事物或對變動的恐懼。腎的問題可能象徵我們難以對某些習慣或舊有的思考、信仰放手。這種對變動的抵抗可能來自恐懼、不安、拒絕改變、或拒絕拋棄深刻的信仰。這種舊有圖式的結晶化可能會轉化為同等的腎結晶（結石）。這種不適也常伴隨著緊張，甚至腰部疼痛。

腎疼痛也象徵我們經歷過某種強烈且惡性恐懼的情況（意外、刺殺等），在其中我們可能意識到自己與死亡擦身而過。有時在某些情況下，它甚至會引發頭髮（在能量上倚賴腎）迅速變白的情況。

最後，腎不適表達我們難以在生命中找到穩定，難以找到在屬於左腎的活動、進取性與防衛，和右腎的被動、理解與逃逸之間的平衡點。這就是為什麼腎的緊張，有時能向我們表達在人生裡做決定，及我們如何實現這個決定的困難。

●膀胱

它接納、儲存並排出由腎送來的充滿毒素的體液。膀胱對尿液的管控相當重要，因為如果膀胱不扮演這個角色，身體便會中自己的毒。膀胱之於泌尿系統，就像大腸之於消化系統，它是體液控管與排出程序的最後一個階段，體液也可延伸為「舊有記憶」的能量。

膀胱不適

這象徵我們難以排出「廢水」，廢水代表的是讓人不滿意的舊有記憶。以往的信仰、老習慣、不適合現況的思考方式，它等於「毒害」我們的精神「記憶」，就像身體裡的毒素一樣。當膀胱的能量正常運作時，「毒素」就能被排出而無問題；相反的，若產生緊張或疼痛，則是告訴我們發生的事情不是那麼好。它們象徵我們害怕拋棄或改變這些習慣、信仰，或思考行動時的模式。太過倚賴記憶，有時會讓我們在生命裡停滯，產生結晶與痛苦的風險（儘管我們也常發現某些好處，讓我們在當下感到內在的舒適）。這些情況會轉化為膀胱緊張，而**膀胱炎**或其他炎症都在訴說我們心中還有憤怒或抗拒。

膀胱不適也能象徵我們對無法超越的「先祖」的恐懼。懼怕雙親的男孩（無論合理與否）、特別是對父親，或有時是對雙親角色的重現（祖父母、教師等）的恐懼，常表現在遺尿（夜間尿失禁）的情況上；女孩則多半傾向於透過復發性膀胱炎來表達同樣的恐懼。

——循環系統

它負責全身的血液循環。血液這種珍貴的液體，得靠這個系統才能循環，並用氧氣與養分滋養身體最小的組織。也是這種循環讓血液扮演淨化的角色，因為它能運送細胞排斥的毒素，並排出由氧氣交換而來的碳化氣體。因此這是將生命分送到全身的功能，包括四處攜帶賦予生命之物，並可延伸為生活中的快樂。循環系統由心、靜脈系統與動脈系統組成，並周遊於器官之間，顯示出某種與先天／後天、意識／無意識相似的圖式。

●循環系統不適

循環問題象徵著我們難以在我們體內自由遊蕩，而我們生活的快樂、生命的摯愛，都難以表達，甚至難以存在。在我們之中，哪個部分如此不愛自己，以至於無法任生命滋養自己？我們拒斥自己生命中的哪個部分？哪個情感創傷讓我們再沒辦法為快樂或愛讓出空位，為什麼我們懼怕這些？我敢說這就是內在主宰藉由循環系統的緊張，想傳送給我們的訊息。

●心

這是血液循環的主要器官，它是這循環的主要幫浦，而且是富有智慧又自主的幫浦，它的細緻讓人印象深刻。藉由律動，心臟能夠回應生理上（努力）或心理上（情緒）最微小的需求。它與大腦有直接關係，能根據周遭環境需要，精確地調節壓力與循環韻律。它命令、指導我們，面對外在要求時提出對應的內在反應。心臟是「不隨意」肌，意思就是它不受到**意識與意志控制**。它與我們的無意識有很強的關係，這能解釋我們有意識與無意識情緒對心律的重要影響。心與大腦的特殊關係，在在都向我們顯示出真摯的愛情為何不能只有熱情，也需要「聰明」，否則便會淪為盲目。

● 心臟不適

這些症狀向我們訴説著愛情生活與情緒處理的困難，而在生活中，這些事項也常常優先於其他一切。它們也可能象徵著我們容納太多怨懟、仇恨，或暴力，卻予以壓抑，或以其他方式（運動、遊戲、傷害等）表達。此時，生命中讓給愛的位置，無論是給自己、給別人、給人生事務的愛，卻每天都在縮減。要記得，心是輸血的器官。如果我們戮力耕耘負面的情緒狀態，這也會經由同樣的方式散播。在能量學上，心的狀態與神（心臟的精神面呈現）的狀態，能從人的氣色、眼神與眼光中看出來。

在心臟與愛情之間，有一種非常顯著、也極為相關的身體徵候，此即「**心碎症候群**」。我們都知道，心之所在，能寄寓連結兩個個體的深刻感情，無論是配偶或親子皆然。心血管系統的緊張，訴說的可能是愛情的苦難，或與此情感深刻相關的某個傷口。

某一則特別有趣的研究來自於英國亞伯丁大學的醫學團隊，發表於二〇一七年。根據研究結果指出，「心碎」（愛情的苦楚）所造成的創傷，確實會弱化心臟肌，左心室會因此變形，也能觀察到心肌纖維上產生的痂痕。這讓唐娜．道森的團隊得以確認：「心碎症候群」不只是一群身心醫學專家發明的新詞而已。這種症狀在一九九〇年代的日本已經有所研究，並因而得名「**章魚壺心肌症**」，因為心室的變形讓它看起來就像是一個「捕捉章魚的壺」（日文讀音為takosubo）。

這個症狀是因情感受到「愛情的苦楚」一類的震撼所引發的。長久以來，相關的思考都脫離不了某些成見，特別是生理事實或持續時間等。簡而言之，大家多少都覺得這只不過是一種「神經」現象，只要等到「心理結痂」的過程完成後，就會回復正常。然而事實卻非如此，就像我們可以觀察到許多痂痕的出現，甚至在情緒創傷的數個月後都可見到。因為創傷留下的印記具有痂痕的特性，會降低心臟的延展性，長期持續性地減弱其功能。受影響者因而必須盡可能避免再一次受到情感震撼的創傷。若終究無可避免，最少也需要及早展開迴避的行動，以免衝擊過大。順勢療法中的珍寶「山金車」在這方面大有助益。

心碎症候群，或「**章魚壺心肌症**」，在西方也稱為「**壓力心肌病變**」。這個命名揭示出情感如何與身體連動，以及受影響的器官會如何精確地指出體驗過的緊張。因此，最重要的是，正如心臟病發需要在最短的時間內進行處置一般，情感震撼也必須一視同仁。

我相信，這是至關重要的自我認識之一。世界上存在許多知名的例子，像是演員嘉莉．費雪（Carrie Fisher）的母親黛比．雷諾（Debbie Reynolds）之死。她在女兒死後隔天過世，兩人同樣死於心血管問題。一般認為，每年在英國有三千人死於心碎症候群，這可不是什麼小數字。

另外，我也親身體驗過這個狀況，這與我認識多年的一位知名加拿大精神治療師有關。他的個人與家庭史是很典型的範例，有著「不在場的父親」，也是最重要的太陽與火的象徵（中國傳統醫學中的心）；在他無比深愛、關係密切的姊妹死後不久，他也不幸過世。他的家庭史驅使他與姊妹之間建立起情感的聯繫，這其中很大一部分是為了補足缺憾。姊妹是他的避風港、他的船錨，總是扮演支持者與同理者的角色。她的過世對他而言是種極端狂暴的創傷，他受到深刻的影響而心碎。在他帶著姊妹的骨灰返國後，不過幾天，他便死於心臟病發作。

●靜脈系統

這是解剖圖上用藍色顯示的系統。它將用過的血液輸往肝與腎過濾，並送往肺部使其釋放碳化氣體並交換氧氣。它是循環系統的陰性部分，負責收納保存。透過密布的靜脈與擴張功能，靜脈系統在循環裡進行「消極」（陰性）的行動。

靜脈系統不適

靜脈問題表達的是我們難以接受、接納生命中的快樂、愛情，並讓這些在我們之中占有一席之地。我們難以阻礙情緒的停滯。此時的經歷讓人感到平淡，既無熱情也無快樂。比起別人，比起我們的慾望或希冀幸福，我們感到自己無知無力地活著。情緒因而停滯在我們之內，有時會生出失敗或無力的感覺。靜脈炎或靜脈曲張表達了我們屈服、被迫接受某些「阻礙」我們真正快樂的事物。

●動脈系統

這是在解剖圖上用紅色顯示的部分。它將富有氧氣與養分的血液送往器官與細胞。這是循環系統的陽性部分，主動協助心臟的循環功能。藉由它的收縮能力紓解心臟的工作，就是我們所謂的血管收縮與血管擴張。

動脈系統不適

動脈系統不適要表達的是與靜脈系統相同的緊張，但是是屬於積極面。當情緒已滿溢並展現出過度（興奮、激動）或收斂、窒息的狀況，難以獲取或無法得到那些使我們感到快樂、愉悅或幸福所需的事物時，會導致動脈高壓。和靜脈系統相反，此時我們不覺得遭受阻礙，而多半是無法或沒有能力為愛情和生活的快樂讓出一個位置。

高血壓向我們展示出的緊張，來自於企圖尋找解決方案，但時常出現的恐懼卻阻礙我們的情緒存在，提高內在的壓力，這都要看我們恐懼的程度而定。這種恐懼讓我們產生結晶並讓動脈的管壁硬化，因**動脈硬化**而提高緊張的現象。高血壓的深層恐懼之一是死亡，我們懼怕死亡會在我們做完要做的事情之前就來到。緊張的感受在我們體內發展「使得壓力更高」，在這裡使用順勢療法治療動脈高壓，還有對死亡的恐懼以及一切建立在驚慌上的恐懼。

高血壓傳遞被擊敗的受害者的感受，被事件擊敗，沒有出路，我們只好提高壓力以重新啟動機器。這份動力是消極的，超越了想要反擊的意志。我們失去了對生命的愛，失去了促進生命中快樂與活下去的理由，我們再也感覺不到心臟的跳動。這道火焰已經在我們之中熄滅，我們無法再持續下去。

神經系統

它被認為是身體的「第三當家」，是命令與資訊的控管中心。它集中、儲存、回覆並散布個體原生及外來的資料，讓個體能在環境中存在並演進。對每個人而言，哪怕只是參與最微小的組織行為，神經系統都極為重要。它分成兩個部分：中樞神經系統與自主神經系統，也稱為植物神經系統。在有機體的層次上，它由大腦、脊髓與神經（末梢神經、交感神經與副交感神經）所組成。

●中樞神經系統

它控管思考、有意識行動和所有感受。由腦髓、脊髓與末梢神經組成。所有有意識的思考、一切決定與意志行為都從這裡經過。

中樞神經系統不適

這象徵我們難以有意識並聰明地管控我們的生命與情緒。艱困、工作過度、傾向於用思考而非感覺去處理並解決事物，都會透過中樞神經系統的失衡、疾病或緊張顯示出來。更嚴重的還有癲癇，癲癇的「自主程序」代表中樞神經系統與自主神經系統之間的斷裂。

●腦

它是中央電腦，統整思考，儲存多數的資訊，做出有意識的決定。

腦有許多分區。第一是兩個半球，右半球與左半球。後者負責思考、排序、邏輯、語言，它控管一切與理性、意識與意志有關的事物，它主要命令右半邊的身體（手、腿等）。右半球則負責想像、藝術性、空間、直覺、感情，無論是聽覺、視覺或感覺的記憶，它管控一切與非理性有關的事物，主要命令左半邊的身體（手、腿等）。

腦部與身體的主要行動偏側性有關，而不是徵候顯露的偏側性，這是我們在解讀時常常會出錯的地方。

腦的第二個「分區」是「三腦」，主要由亨利．拉伯希（Henri Laborit）教授的著作而為人所知。一為「爬蟲類腦」，與直覺、生命中的衝動及求生、反射動作有關，這是人類的第一個腦，演化學家認知裡最古老的一個。接著是「腦邊緣」，與情緒、環境適應、與他人的關係、過濾接受資訊等有關。最後是「腦皮層」或新皮質，與思考、分析、抽象、創作、想像有關。透過這三個腦部結構，我們可以見到人類發展的三個階段：動物、情緒性與社會性，接著則是分析性與創造性。

第三個分區則是美國外科醫師尼德．赫曼（Ned Herrmann）的「五腦」。事實上，它將前兩個分區結合。我們可以將此與脊骨數量的5塊骶椎，以及5塊腰椎連結。我們已有爬蟲類腦、右腦邊緣，負責情緒性與靈系；與左腦邊緣，負責組織與確認；右皮層，控管合成與創作；最後是左皮層，控管邏輯與技術。需要說明的是，我們能找到在五腦和中國五行能量之間的直接聯繫。爬蟲類腦對應於金、右腦邊緣是火、左腦邊緣是水、右皮層是木，而左皮層是土。

上述的分析區域，是讓我們從更多元的角度理解腦部，並不是大腦真正的功能分類。大腦的所有功能與所有部分，彼此之間都有直接的關聯，有著持續的互動，並一起參與同樣的腦部活動。

腦部不適

腦部的問題，象徵我們難以藉由思考來管控生命中的情況，意識希望能解決或理解一切，但卻辦不到。我們與生命的關係建立在理性、邏輯與優先順序之上。腦部的緊張或病理要表達的是，我們用堅定且不帶感情的思考來解決一切的意志。我們恐懼情緒或說不願意受情緒所困，或許是因為這無法讓我們滿足，並讓我們感覺到自己無能。我們只接受效率與表象，這部分是由生命中負責管控與「理財」的一面所含括並實現。

將所有事物用報酬率排序，常會轉化為腦部問題。從單純的**偏頭痛**開始，經過**暈眩**、**集中力與記憶能力不足**，接著是**循環問題**，有時會導致腦部**腫瘤或「過勞死」的情況**。這種死亡是由於過度勞累所引起，北美洲稱為「burn out」，在日本造成廣泛流行，殺死數以千計的人，並開始蔓延至法國。「burn out」這個詞彙意為燃燒殆盡，在我們接近火行時討論，顯得特別有意思。

這些我們與生命彼此間失衡的狀況，大部分出現在辦公室工作或以腦力職業為主的市民身上。但在與土行連結的勞力工作，或徒手工作者的身上較為罕見。

最後，腦部失衡要傳達的也是我們難以為生命中的愉悅和簡單的快樂空出位置。在那裡，我們能看到腦與心之間的親密關係，這種關係在能量層次上管控心臟。理性的掌控，也就是代表對正確與不再犯錯的要求，因為犯錯會被認為是虛弱的象徵；因此我們拒絕犯錯，也不想再記掛著錯誤，以及隨之而來的罪惡感。伴隨著這種心念而來的是改變意見和思考模式的困難性，這可能會轉化為**腦部緊張、偏頭痛或頭痛**。

●脊髓

它是神經系統下降至脊柱中心的部分，扮演傳輸資料與將腦部命令送往身體的角色。但它也掌握了某種自主性，這意味著身體的某些反射動作（如膝反射）是直接由它管控。脊髓由神經纖維（白質）與神經元（灰質）所組成，它使用一種「環節」系統。這個環節使得像是痛感等刺激，不需要經過大腦就能直接驅動肌肉反應，被影響區域的資訊會直接傳達到肌肉。

脊髓不適

這象徵想法轉化為現實時的障礙。它表達我們難以對當下做出行為或反應，也就是說缺乏反射。最後，它象徵我們拒絕透過行為表現生活與生命的快樂。**癱瘓**、**脊髓炎**、**腦脊髓膜炎**等即是阻礙我們的行動或反應，以及因此而來的誤解、犯錯。

●神經

它是一種個人「纜線」，讓我們的中央電腦（大腦）與周邊（器官、肌肉、五感等）能夠連結。對於中央神經系統而言，神經有感受和驅動兩種類型。感受神經會傳輸接受到的資訊給大腦或脊髓。驅動神經則會傳輸大腦或脊髓的命令給身體相關部位。

神經不適

表達的是我們難以將思考、慾望或期待化為真實。傳送功能「鬆懈」了，而命令也不再有效。「我不願做什麼，或我害怕去做什麼？什麼使我癱瘓？」這是神經系統痛苦時要表達的問題。一個典型的例子是癱瘓性坐骨神經痛，能徹底「堵塞」坐骨神經，因而阻礙我們行走、移動，甚至站立。看看受影響的部位，再問問自己，在我們的理性生活裡發生了什麼事情？我們不願再接近誰，不再想要當下存在的關係，或單純地不想要任何關係？

因此，股神經痛在這裡就非常有意思，因為這種股間神經的刺痛，有時會發作在男性的某個睪丸上。我在提到坐骨神經癱瘓處時提出的問題，在這裡也能有特別「有趣」的答案，就算這些答案不見得受歡迎。

無論如何，我們可以看到受影響的神經位置，是如何精確地告訴我們失能的原因。我們只要回到受影響的身體部位，就能將因果相連。

●自主神經系統

它負責個體所有的無意識活動。生理功能（血液循環、消化、呼吸等），以及心理功能，情緒與防衛作用（雞皮疙瘩、嘔吐、臉紅、被攻擊時的逃逸直覺等）也同樣倚賴它。中樞神經系統與橫紋肌有關，自主神經系統則是負責對光滑肌下達命令。它包含了副交感神經系統與交感神經系統。副交感神經系統負責生理與日常行動有關的一切事物，像是生理功能。而交感神經則負責刺激、防衛與緊急活動，像是攻擊性與逃逸。自主神經系統是由下視丘與延髓所控管。

自主神經系統不適

自主神經系統的失衡，表示我們意識與無意識連結時的困難。我們的無意識難以管控外界，特別是情緒的索求，於是在中央意識體系裡會產生疲憊的現象，無法再指引我們的生理行動。這讓我們必須去做或無法去做某些舉動，或阻礙我們使用某些層次的意識或記憶。所有表現，像是「著名的」**痙攣**、**顫抖**、**「神經」抽搐**、**噁心**、**偏頭痛**、**手足抽搐症**的危險，是內在主宰在回應外界索求時遇到困難的表現。

生殖系統

就像名字顯示的，它讓人類能夠生殖。這個系統由性器官、性腺（睪丸、卵巢）與女性子宮等組成。在這個精細的系統裡，人類的子代得由一位男性－陽性，與一位女性－陰性，兩者相遇才得以延續。生命也向我們展現出演化過程只能在相反的兩者相遇之後才能完成。這讓我們了解，在我們身上實現同樣的事情以求演化有多麼必須。我們需要去遭遇自己的另一面，如果是男性的話要找「陰性、雌性」，女性則要找「陽性、雄性」的。這裡指的與性別無關，而是榮格稱為的雌性靈魂（Anima）與雄性靈魂（Animus）。它是我們溫和、柔韌、被動、藝術性、審美、接納性、無意識、深層的一面（雌性），以及堅決、強壯、主動、戰士、防衛、穿透性、意識、表淺的一面（雄性）。我們因此才有可能成長、進化並逐漸到達我所謂的「相背者和平」（榮格則認為是「相逆者間的和解」），在我們之中創造、孕育另一個自己。有趣的是，這種生殖／創作非常有可能在愉悅與快樂（喜樂、高潮）發生時完成，這也是生命所預期的。所以，那些藉由意志、約束進行個人發展的人，也得好好思考這個問題。

生殖系統的確能讓我們生育、創造生命。延伸來看，它也是我們創作、孕育（計畫、想法等）的能力。

最後，它是性系統，也就是我們在喜樂中創作的能力。它代表個體在一種特殊關係下，對一個與我們彼此相愛的人所做出的行動，以及我們對他掌握的權力。這種權力是互相也是尊重的，尤其當這種關係是經由愛情而產生時。最後，就像我剛剛提過的，它有恢復愉悅、活在高潮喜樂之中的特殊性。這代表著能與他人分享的創作喜樂，以及受精行為。

●生殖系統不適

它向我們傳達的是，我們內部對於去經歷或接受這「相背者和平」的困難。它象徵個人對他人的緊張，或是伴侶、孩子，或是他們的形象再現。特別是在代表伴侶、住家、巢穴的子宮問題上，象徵著與伴侶（不在場、挫敗、死亡、衝突等），或家中其他成員間的緊張。

它也表示我們因為沒有信心、罪咎感或痛苦，所以害怕孕育，無論是真的（嬰孩）或象徵性的（計畫、想法等）問題。無論是**性腺的股神經問題**、**囊腫或性腺癌症**，睪丸或卵巢，它們表現出來的痛苦，都是在傳遞這些緊張。

「性交傳染」的疾病常代表無意識被某種定義為常規外的性活動，刺激出罪咎感而導致的自我懲罰。這種罪咎感，會引導人用某種「錯失」行為來懲罰自己，並找一位能傳染「丟臉」疾病的人來進行性活動。

會「阻礙」性事的**性慾冷淡**、**無能或疼痛與各種灼燒感**，所要表達的是難以面對職場、社會或家庭上的愉悅。我們在實行個人權力時，無法讓自己感覺到愉悅滿足，這一切對我們來說都太嚴肅或罪惡，讓我們無法再像嬰孩一樣，因為達成某些簡單的目標並因此感到驕傲、體驗單純的快樂。我們認為這種權力是可恥或負面的，但它其實是可以具有創意和生產力的，端看我們決定它是正面或負面。就像是賦予愛情與性事的權力，可能創造或毀滅、解放或束縛、鼓動或滅絕他人與自己。

身體其他部分與特殊不適

在介紹完上述系統後，現在我們要看看身體裡不直接屬於這些系統，但內在主宰常會利用它們「說話」的部分。

●臉部及其不適

臉部的特殊之處在於它集合了五感：視覺、聽覺、嗅覺、味覺與觸覺。它也是感知外在世界「細微」的部分，透過臉部精密的接收器，我們能夠接收物質世界（色彩、聲音、味道、氣味與溫度）的複雜層次。透過它們，我們能夠表達自己接收時的困難，我們可以藉由眼、耳、鼻、口或皮膚去感覺。

一般臉部問題會向我們傳達跟身分有關的問題，像是難以接受或相信自己的身分。**粉刺、濕疹、紅腫與鬍鬚**等，都是在表達我們不喜歡、難以接受這張臉，或者因為它太過美麗，引來太多超出我們所希望的事物等。這些發生在臉部的問題能掩蓋樣貌或讓我們變醜，改變或拒斥某種無法滿足我們身分形象的方式。

●雙眼及其不適

眼睛是視覺的器官，藉由雙眼，我們能看到外在世界。色彩（感受的表現）與形狀（結構的表現），都是透過眼睛才能看到。右眼代表個體的結構（陰性），有著「水平」視覺，左眼代表個體的個性，有著「垂直」視覺。它們與木行有關，因而最能代表和感受「存在」的感知層次。這讓我們能更容易理解，為什麼許多近視問題都出現在青少年時期，記得這是孩童調整自己，面對家庭外的世界的情感指標時期。

雙眼的不適，象徵著我們對看見生命中某些事情，特別是與情感面有關的困難。我們不願看見什麼？什麼質疑我們，或質疑我們給它的位置？這些問題時常與不義的感受有關。如果是右眼，緊張就與陰性（母性）象徵有關，如果是左眼，我們不願見到的就與陽性（父性）象徵有關。

我想到巴斯卡的例子，在股骨部分曾提到過。巴斯卡9歲半時，在一場車禍裡失去父親。父親消失雖然已經被意識接受，但並未進入無意識層面。在他生日那天，也就是父親消失的六個月後，這孩子的左眼開始腫得很嚴重。儘管住院並進行了許多檢查，仍舊找不到問題。醫生們在還不懂事的孩子面前決定隔天動手術，來「看眼睛裡有些什麼」。但是隔日早上起床時，浮腫徹底消失了。很明顯，這是孩子拒絕去「看」，接受去感知某些與陽性（父性）有關的事物。對手術的恐懼讓他立刻停止了表達緊張，寧可壓抑在體內。許多年後，在他28歲時遭遇一場車禍，他的左股骨在意外中斷裂。此時巴斯卡正好經歷一個困難的衝突與逃走階段。在沒有意識到的情況下，他又重新體驗了和權威有關的事物。他在父親死亡時所體驗到的，也就是「我的位置在哪，我是誰，沒有人了解或幫助我，為什麼會有這些不公平等」的狀態。

每種在眼睛上表現出來的症狀，都各有獨特的細節。

- **近　視**：無法清楚看向遠處，代表無意識害怕看起來混亂的未來，亦即它是模糊、不明確的。
- **白內障**：陰暗為其特色，甚至完全喪失視覺，表示我們對當下或看似灰暗的未來感到恐懼。
- **老花眼**：顯示為難以看近處，代表我們恐懼見到存在的，或極近的將來。這種「疾病」好發於老年人，就和他們的記憶一樣，因為他們對於近期事物記得的越來越少，卻清楚記得久遠的事物。它特別與死亡有關，代表我們不「想要見到」即將來到的大限之日。
- **散　光**：特色是無法看清事物，事物好像被「變形」了。這象徵著難以見到事物（或我們自己）出現在生命裡的樣貌。

●耳朵及其不適

耳朵是聽覺的器官。它讓我們捕捉、接受，並傳送編碼後的聲響訊息。耳朵與水行有關，可延伸至我們的「起源」：宇宙第一個出現的事物便是「創世」的聲響。我們的耳朵讓我們與起源產生聯繫，也是永生與智慧的象徵之一（佛陀）。這可以延伸成耳朵作為我們傾聽、融合、接受外來之物能力的象徵，因為它讓我們**傾聽並理解**。

耳朵的問題，**耳鳴、自體耳鳴，部分、選擇性或徹底耳聾**都象徵著我們難以理解，甚至拒絕身旁發生的事。如果耳聾向右偏側，就是與母性象徵有關，若向左，就與父性象徵有關。這就是拉斐爾的情況，耳炎在他右耳不斷復發，因為他的母親慣於喊叫，而孩童卻不能承受這些持續不停的喊叫聲。

●口部及其不適

口部讓我們能餵養並表達自己。這是外在世界與內在之間的開放大門，藉由它，我們接納食物，在此可以延伸為接納生命中代表「精神食糧」的經驗。但除了接受，它同時還有另一個由內往外的功能。因此口部是我們表達的開口，吐痰或嘔吐都是代表內在需要出口的事物。

口部同屬於土行和消化系統（陰性），以及金行與呼吸系統（陽性）。這是讓地能量（食料、經驗）與天能量（空氣、呼吸、理解）穿透我們以成為基礎能量的大門。

口部從屬於土行與消化系統，象徵在食物（養料）與心理（經驗）營養上都扮演重要角色。而牙齒的存在，象徵著在現世生命中嚙咬、咀嚼、攝取食物，吞下以及消化事物過程的能力。這就是為什麼嬰兒與老年人不能或再也不能這麼做，在這個階段他們能吞下的只有液態食物。在心理上，則代表感情。

口部不適象徵我們難以咬下、接受生命所給的。口腔潰爛、發炎、臉頰或舌頭咬傷，都象徵著我們對自己的提議，或說出口的事情無法滿足自己。這些不適提醒我們自我教育或遇到的經驗「不對我們胃口」。這代表我們難以接受新口味，也就是新的念頭、意見、經驗，但也可能象徵著浸透、經驗滿溢，也可能延伸成需要暫停的意思。

●鼻及其不適

鼻子是空氣穿透身體的門路，藉由它，我們能感知到氣味。它是與金行有關的感官。我們藉由鼻子呼吸，經由它讓空氣、呼吸的能量（天）進入我們。因此，它吸收能量的層次，比吸收生命中屬「物質」層次的口部要來得更細緻。嗅覺為味覺提供重要助力，給予它「厚度」、色調等，因而與味覺產生直接關係。味覺與嗅覺的關聯，就像兩眼之間的關聯一樣重要。

鼻子的不適表示著我們恐懼某種進入自己之中的生命「細微」面向，無論是與自己或他人有關。這與私密性，以及對自己或他人私密資訊的接受度有關。例如無論是植物的、動物的或人體的氣味，在性事裡為什麼都扮演如此重要的角色？**鼻竇炎**、**鼻塞**、**失去嗅覺**是我們難以接受「親密」訊息，我們因此無法聞到，它們因為「氣味不佳」而讓我們不快。是什麼東西「氣味不佳」？是排泄物、腐朽物而不是花朵！在我們的生命中有什麼東西腐壞了或正在腐壞？這些是我們要反問自己的問題，並與我們的態度、在心中「培養」的事物，或我們與他人的關係、我們給予事物的價值等有關。每次我們跟別人說「我毫無耳聞」或「我看不到」時，更應該想想鏡像效果，反省讓我們不願去聞或去看的，其實是自己心中的哪個部分。

這些**氣味或無氣味**的問題，也表達了我們任其熟成／腐壞的怨恨、辛酸或復仇的慾望。它們象徵著我們基於動物本能而對生命中的現象感到恐懼，只因生命也是死亡、排泄物、腐朽之物，我們只是把價值強加於上。但或許是我們太輕易忘記，最美的蔬菜與花朵都是長自糞肥或堆肥，而生命受死亡滋養，死亡不是之於生命的終結，而是生命的轉變。

● 喉部及其不適

喉嚨是兩種「管道」：食道（物質性養分）與氣管（空氣），從中通過的身體部位。它也是聲帶與扁桃腺的所在處。在喉嚨前方，喉頭空隙裡，則是不可或缺的甲狀腺。

喉嚨首先是我們嚥下食物，並讓它穿透我們身體的地方。一個非常精細的反射系統讓我們能挑選固態食物與空氣，並將它們引導到適當的接受器，也就是胃或肺部裡。當這個挑選器無法正確作用時，我們要不就是窒息，要不就是吞氣症。

擁有聲帶的喉部，是口頭表達的載體與基底。話語、字彙或叫喊都有賴於它。因此，它是過濾並揀選入口和出口的大門，或者更像是海關。至於甲狀腺，它是主要腺體，成長的均衡與一切人體新陳代謝，還有我們身體的發展（成長、體重等）都有賴於它。

在能量方面，喉嚨是「喉部」脈輪的所在之處。這個能量中心是自我表達、自我定位方式的中心。它代表我們去認識、表達自我，與接受能讓我們富足、滋養、長大之物的能力。最後，它是我們表達創造性潛力的所在之處。

喉部不適表達的是「我的喉嚨裡有什麼不對」或在接受時「是什麼讓我吞不下去」。**失聲**、**咽喉炎**、**吞嚥錯誤**、**吞氣症**等常是由於對表達結果的恐懼，象徵我們難以表達自己的想法或感覺，所以我們想要在「海關」攔截這些事物。這些不舒服，可以延伸為無法表述自己、自身優點或弱點等的標誌。例如，**甲狀腺機能亢進**（陽性）或**甲狀腺機能不足**（陰性）就象徵我們無法說出或做出想要的事情。沒有人理解我們，我們沒辦法讓我們相信的事情「過關」，我們害怕別人不接受我們想說的，害怕可能出口的力量或暴力。在這無法表達的背後，總有一種風險、危機的概念，讓我們停下來，忍住不去表達。陽性型態會顯現某種不顧一切的復仇慾望，而陰性型態表達的則是在無法自我傳達時的自我放棄。

●過敏

它是在面對外界「因素」時過度的防衛反應，這些因素通常不具有任何風險，但卻被視為攻擊者。灰塵、花粉、塵蟎、香味、水果等就是「想像中的」敵手，而生理系統會對它們產生激烈反應，將它們摧毀或排出。

乾草熱、皮膚、消化或呼吸道過敏代表我們難以管控被視為危險的外在世界。這裡說的是防衛、被攻擊者、受害者，但也是如聖女貞德一般反擊的階段，我們會把攻擊者驅逐出境。無論我們面對其他人時發生什麼，我們的第一個反射動作就是某種強烈的防衛，甚至反動的態度。現在我們是積極的，決定要不顧一切地保衛自己。就因如此，少有「過敏」會發展成癌症。

●發炎與發燒

在我們體內的火氣必須扮演雙重角色：焚燒與淨化、警告與清除、供熱與摧毀。**肌腱炎、發燒與其他炎症**，是為了告知我們體內有火氣加熱過度，身體某部分過度或不適當的使用。但就像過敏一樣，組織積極行動，而藉由它點起的火氣便是去警告、清掃、淨化所涉及到的部位。炎症的象徵，總是與產生部位的象徵有關。

在這我想到的是羅倫斯，她因為右手肘的肌腱炎而來向我諮詢。這個炎症向她表達的是她難以接受女兒長大，但行為卻不像她所希望的那樣。她持續無意識地攻擊女兒，說女兒「都不聽話」，繼續照自己想要的方式生活。羅倫斯在接納這個事實後，手肘上的肌腱炎便迅速平息了。

●自體免疫疾病

這是有機體由於同時承受過敏、發炎與癌細胞活動時，混和了許多進程而造成的感染。這是防禦機制的疾病，其中有機體再也不認識自己的細胞，所以就像對待外來危險的因素一樣，去攻擊並摧毀這些細胞。例如類風濕性關節炎的病變，就因為它不再遵循有機體的自然法則。

這些感染表示我們無法承認、看清自己或接受自己的樣子。我們也常因為想把這個認清自己的困難怪罪於他人，而變得更加嚴重。我們與無法理解、認同喜愛我們的世界鬥爭，然而事實上這是我們自己的問題。我們只能用善惡二元的方式來整理自己的生命，只能用錯誤或正確的二元法來判定事物的好或壞。這個永遠都在對抗與被迫防衛的戰略，其實是帶領著我們去摧毀自己，但我們相信的卻是要摧毀世界以保衛自我不受傷害。

●纖維肌痛

纖維肌痛是一種最近才辨識出來的疼痛徵候。這是一種與時代、文明有關的疾病，特別複雜，有著不可思議的面相。它很明顯的是我們生活方式所造成的結果，就像過敏、自體免疫疾病或神經創傷等。

在生理學上，**纖維肌痛**是一種能阻礙行動能力的疼痛徵候，從醫學上來說，我們對它的認識還不甚清楚。這種徵候可能會很強烈，可能會擴散，也可能改換位置。其特徵為身體產生肌肉性疼痛，好發於女性身上（超過80%的例子）。由於其分散性與流動性，長久以來都被認為是「想像出來的」。今天已經不太是這樣的狀況了。我們會從十八個基本警示點出發加以診斷，若其中有十一個點在觸診時會疼痛，便屬確診。

若要對此徵候下診斷，醫師會對這些基本點進行觸診，並記錄有哪些點會出現疼痛「反應」，**纖維肌痛**的病徵完全只有疼痛而已。我們也可以看到，這種徵候會由於壓力與強烈的情緒狀態而加重。長久以來，這種徵候都被忽視，甚至被誤解，受認定為「想像病」（疑病症），視同某種抑鬱症，或者稱為「歇斯底里」。在今天，這種認知有時仍未改變。

然而，可連結上**纖維肌痛**的心理能量象徵是非常明確的。患有此徵候者的真實體驗並不含糊。在每個例子裡，這個徵候都意味著身體「被毆打過」。若我們引領患者說出自己的經歷，最常聽到的就是「痛苦與限制」之類的詞彙出現。

另外值得提到的是，西方醫學用以診斷**纖維肌痛**的十八點測試中，使用的基本點全是針灸用的穴位。而這些穴位在最初的意義上，全都與屈從於經歷或從中解放、表達承受的暴力或苦難，以及自己與父親及權威形象和解等概念有關。這已道盡一切。

另外，我還記得一件與此有關的事，是好幾年前，有一位患者來找我諮商。她希望接受指壓療程，在談話間，她說：「我全身都在痛。」當我請她指出實際疼痛的部位時，她有所遲疑，表示這相當困難，因為疼痛會「移動」，每天都不同，也會根據疲倦程度轉移。我於是請她簡單地說說自己的一般感受。她表示：「我的身體就像是剛從洗衣機裡拉出來一樣。我感覺到處都遭到打擊。」接著我進行了關鍵基本點的測試。這確實是纖維肌痛，但當時極少有治療師認識這個徵候。

那麼，這位患者的生命有過什麼體驗？

作為一個大型經紀公司的行政人員，她的職位處在一個「自戀型變態」的階層制度裡，讓她每天都如同生活在地獄一般。但她本人是個「單親媽媽」，基本上不可能有反抗或為自己辯護的機會。「我不能失去這個工作，只能吞下一切。」她說。這樣過了一段時間，最後她的身體終於發聲，讓她不得不請上一段長期病假。

因此，纖維肌痛對我們清晰地訴說自己承受或體驗的疼痛與束縛，特別是源自於某種權威、雄性代表或父親等，無論是實際或象徵性的角色皆然（像是裁判、主人、教師等）。

每一位受這種徵候影響的患者，都會提起這類感受與體驗，無論其是否為真。我記得自己為一本重要的法國女性雜誌做過研究，對象是一位北美知名歌手的纖維肌痛問題。當我提起過往的象徵時，期刊總編驚嘆道：「太不可思議了，事實上她才剛表示自己年輕時遭受過多次性侵。」那位歌手的精神層面受到極大的影響，必須持續接受醫療。今天，她在這方面似乎已經逐漸恢復，但她的身體依然帶著「受到無數打擊」的痛楚。她宣稱自己「做過無數次核磁共振和超音波檢查，什麼也沒發現，但妳的身體總會記得」。顯然的，她還需要下許多苦功，才能與自己的身體和深層的父親與權威形象和解。但她清楚地意識到自己的體驗，這便是她能成功的保證。

●暈眩

這是失去平衡、地面在腳下場陷，或周遭指標「移位」的感受。

暈眩向我們表達的是，我們希望能主宰四周的空間，並尋求精確、有意義和穩定的指標。耳朵是身體均衡不可或缺的工具，尤其是在內耳裡的「某種砂粒」，它的位置與動態會影響身體的穩定性。這是因為耳朵屬於水行，恰好代表著我們的基本指標。

對於無法主宰所發生的事情、四周空間的恐懼，會轉化成不同明顯程度的暈眩，可能是直接（場所引發暈眩）或間接的（特定情況引發暈眩）。就像在遊樂場中感到暈眩，或因為運動練習引起暈眩的例子，表示我們的空間指標受到擾亂。

●痙攣體質

見「自主神經系統」（第250～251頁）。

●囊腫與結節

這是有機液體的小集結，被困在皮膚或有機組織裡的肌肉。多數時候無害，這些「球」或「囊」代表著硬化、情感記憶的膠著。

它象徵我們保留、維護、促使某些內在傷口硬化的傾向。怨恨、不可能遺忘或接受生命中的暗礁、無法放手的記憶死結、無法接受的自我傷痕或挫敗，都能藉由囊腫或結節表達。作為自我的情感記憶，它時常與社會或職場經歷有關。這些囊腫或結節出現的位置，讓我們能進一步獲得這類記憶的資訊。

●甲狀腺

在喉嚨前端，喉頭凹陷處，有著對人類而言極為重要的腺體，即甲狀腺。這是主要的內分泌腺，承擔著人體所有新陳代謝的均衡，以及與賀爾蒙有關的身體成長。甲狀腺是真正的「身體與精神交響樂隊的指揮家」。它能與大腦邊緣系統，特別是下視丘與腦垂體等密集交流，並決定我們與世界的關係採行何種節奏與緊密度，無論在生理或心理上皆然。

在生理上，甲狀腺主導我們的生命韻律、身體溫度、體重、肌力、胃口、營養素的吸收與燃燒、呼吸、性活動、心律、篩濾與腎臟活動，以及我們的清晰度與精神的警醒程度。我們可以見到，身體的功能有多麼倚賴甲狀腺的正常運作，心理功能也完全一樣。對壓力與疲倦的抵抗力、動機、投入的能力、大腦與生理的活動、睡眠、動力、心理均衡（抑鬱）、衝動性、容忍度、激動程度、焦慮等，都是有賴於甲狀腺正常運作的心理—情緒因素。

我們也能見到，這個交響樂指揮家的形象有多麼清晰。就像指揮一整個樂團的音樂家們那樣，協調並決定以何種節奏詮釋樂章，因而決定交響樂的風格；甲狀腺指揮我們器官的交響樂，指導各個器官與心理各層面，詮釋出屬於自己的人類交響曲，並以適切的節奏進行。

這個重要腺體的位置並非毫無意義。事實上，在能量方面，喉部是查克拉「喉輪」所在之處。處在這個能量中心的是自我表現，意即我們與外界關係中的自我定位。它代表我們的認知，以及表達自我之所以然的能力，並可用於接受那些豐富我們、滋養我們、讓我們成長之物。最後，這也是我們展現表達與創意等潛力的所在位置。因此，對於自我意識與個體面對世界的定位等，甲狀腺具有非常重要的功能。這個形狀像隻蝴蝶的腺體，承擔著表現的潛力，是生命裡的美麗光彩。它是帶領我們起飛的導航員，代表著我們蛻變的能力。

甲狀腺的兩張翅膀，象徵著並管理著我們自我實現的兩大主軸——「存有」和「做」，這是再清楚不過的。因此，甲狀腺的痛楚向我們訴說的，正是表達與自我實現的困難。甲狀腺的機能亢進（陽）或機能減退（陰），通常是我們想要說的或做的事遭遇困難的徵象。沒有人了解我們，我們沒有辦法達成自己相信能做到的事，或相反的，我們同時想要太多，我們害怕別人不接受自己想說的，或自己可能表現出來的力量或暴力。這些背後總是有一種風險或危險的概念，讓我們無法進展、隱藏表現，或反而加碼誇張行事。

陽性型態（甲狀腺機能亢進）表達出一種慾望，不顧一切、抵抗一切，鬥爭、征服、強調、表現、報復。個體進入一種不斷持續的活動狀態，內在的火吞蝕了他，鬥爭持久不斷。另外，在生理上，甲狀腺機能亢進者彷彿被內在的火焰吞食，首要的徵象就是體重降低，因為這道火焰有時只管吞食，而不事生產。過度的活動會阻礙完整的追求或使人消耗殆盡，因為超量活動猶如反動防衛。就像我的朋友，也是本書序文的作者泰瑞・麥迪斯基在某一天所說：「我們做的越來越多，卻不總是越來越好！」

相對的，陰性型態（甲狀腺機能減退）傳達的則是面對不可能表達自我時的放棄心態，使我們內在的火不再燃燒。甲狀腺機能減退可以簡述如下：「又能怎樣」或「這樣不行」、「我不能這樣」等。生命的活力，在甲狀腺機能亢進時滿溢，在機能減退時則不足。身體不再燃燒，結果便是不斷沉積。身體的體積增長，彷彿能因此而有所補償，這就造成了體重增加。結節的時常發作標示著情緒、慾望、期待或挫折的回歸，它們的偏測性給予我們更多關於其隱藏意義的指引。

我想起艾美爾，她是我在談睡眠呼吸中止症時提到的賈克琳的女兒。某一天，艾美爾得知自己罹患甲狀腺機能減退症，還伴有結節發作。這位年輕女性的人生裡發生了什麼事呢？在某天工作結束回家時，她在門口發現年僅3歲的女兒，正打開父親的運動用品袋玩耍，女孩從袋子裡翻出了幾個藥丸盒。艾美爾陷入慌張，不知道怎麼回事，只先確認女兒沒有呑食任何藥丸。她第一時間鬆了口氣，卻開始對這些藥丸產生疑慮，結果證明，這些是為了海洛因上癮者製作的戒斷用藥。這是極其劇烈的震驚，難以下嚥，難以表達，畢竟兩個女兒都還在家裡。艾美爾感到喉頭緊縮，在字面上和形象上的意義皆然。感受如大浪襲來，她終於理解自己配偶的情緒波動、某些行為、以及某些缺席的理由。「感到羞恥，覺得罪惡，這麼多年來居然無法事先發現。」她說，覺得自己受創、被出賣，看到自己的小女兒與有害的藥品玩耍，有好幾個星期都無法入睡。就在此時，甲狀腺機能減退的先期徵兆出現了。她被迫切除甲狀腺，因為根據醫師表示，某些顯現的結節「具有風險」。在手術後，完整的訊息呈現了。她的聲帶因而受損，花費數月才重拾正常表達的能力。

● 體重過重或增重

這是我們缺乏物質安全感的訊號，它也象徵我們難以融入某個遭遇錯失與匱乏的生命階段。

在這裡我們面對的是第一種無意識的不安全感，時常感覺不到的、對於失誤的恐懼。個體會察覺到儲備的需求，以面對「我們才剛錯失」或「不要再度錯失」的情況。

第二種不安全感與外在世界有關。對於必須面對它、冒著辨不到的風險、在它之前顯得「渺小」的恐懼，同樣引領我們去儲備。另外，「這讓我們與世界之間能保有一道厚度」，藉由肉與脂肪的填充物來保護我們。「胖子們」時常柔軟而脆弱，並強烈需求「保障」。

最後一種，在過度增重背後隱藏表達自我的痛苦，這比前兩項要來得更陰險與嚴重，因為它具有負面性質。它有時是詆毀自己，或自我懲罰。這讓我們能貶低自己的形象，也因此能告訴自己：「你看你就是不好，不帥不美，人們不會喜歡上你。」我們藉由這種迂迴方式來對自己，也對他人來醜化自身形象。

但在這三種象徵層次的背後，有著一個共同的情結，即是對母親（滋養）的感情關係無法達到平衡，而人們對此尋求補償。當這個補償占據有優先的位置時，攝食的動力、暴食或厭食就會變成強調這個訊息的方式。

●暴食

它是強迫性的、有時無法控制的，對吞嚥食物的渴望。這可能演變為患者為自己催吐以恢復進食。這種嚴重的形式，如果不迅速治癒，會直接引導向抑鬱。

暴食象徵填滿某種空虛的需求，藉由不斷飲食來控管我們的憂傷。這代表著我們與生命中第一個喜愛我們、賦予我們生命與愛情的母親的關係。我們與飲食之間的關係，與母親以及她能夠、她知道如何去扮演令人滿足、補償等深刻記憶有關。

每個希望獲得補償，或獲得獎賞的緊張、挫敗、失落、希望等，都會透過飲食來實現。無法重新開始的恐懼跟不確定性，會引發強迫性、重複性或囤積性的狀況。

●厭食

這代表著恰好相反的現象。對於母親以及母親滋養形象的情感關係是不被滿足的。「不在」的母親、缺乏給養、不想要小孩或想要男孩而非女孩（或要女孩而非男孩）等，都會在某些時候貶低與飲食的關係，並使飲食不再誘人，或甚至變成使人厭惡的記憶。在這裡，厭食也有可能加重，導致患者身體營養不良而致死。

●腰痛

這是後背腰椎位置感到的疼痛或緊張。腰椎骨共有五塊，並對應著五行，和每個個體生命的五個基本平面：

- 伴侶
- 家庭
- 工作
- 家屋
- 國家（地區）

當我們歷經一個難以接受或融入的時期，腰椎與腰部便會表達我們無意識的恐懼，或我們對改變的排斥。這常是因為這些改變震撼了我們的習慣或指標，而這有時需要透過「抽搐」才能被接受。

腰部也能傳遞我們難以接受家庭或職場裡受到的質疑，或是我們難以改變立場，和對於關係的態度。

●坐骨神經痛

這是坐骨神經在離開脊柱，約在腰間產生的刺痛。它對應的是與腰痛同樣的情形，再加上一點更完整的資訊。腰痛是「區塊」性疼痛，象徵一般性的感受，而坐骨神經痛則是軌跡性疼痛，甚至可能是從脊柱直到小指間流動的。坐骨神經痛是種較為精確的感受，補充表達我們難以為了這些改變而排出、拋棄某些舊有的圖式。坐骨神經痛跟隨的是在能量上控管排除舊有記憶的足太陽膀胱經，因此它是與生命中接受改變的緊張有關，因為我們拋棄舊有信仰或習慣、舊有圖式或思考模式、我們在其中能有某種均衡的地方、以及物質與心理生活上有著能滿足我們的舒適習慣等原因所造成。

●頭痛與偏頭痛

這時常代表我們難以接受某些讓我們不舒服、或限制我們的念頭、感受。壓力、針鋒相對、被「不受歡迎的」念頭或外在限制干擾，都會藉由頭痛或偏頭痛顯示出緊張。

當頭痛循著頭的某一邊，從頸背開始延伸到太陽穴或眼窩邊緣，而不是在眼睛內部時，這就是一種稱為「肝膽性」的偏頭痛。它象徵緊張多半是情感性的，或經歷了某種情感上的狀況，令存在成為問題，多半與家庭或親密世界有關。

當頭痛位於前方，它表達的是對某種想法的排斥，某種對現有念頭的執拗。這常與工作、社會，以及世界對我們的要求有關。

●頭髮

由水行決定。掉髮或褪色都與壓力、死亡、生命脆弱、事物的不穩定性等相關的強烈恐懼有關。因為職業不安定而大量掉髮，不久前還是男性專屬的狀況，但今日女性與男性同樣活在職場壓力下，因而也會掉髮。

●絕望

絕望是一種持久而凶險的苦難。它看起來如此抽象，就算是絕望的人自己也很難定義。首先，這是許多感受與知覺的集合，可能突如其來、相當粗暴，有時還會形成強大的力量，驅使個人直接或間接的自殘（酒精、藥物、暴力等）。關於絕望最麻煩的，是它有可能影響任何一個人，在人生中的任何一個階段出現。年輕人與不再年輕的人們都有可能體驗到這種存在的危機。在當代，我們常可在年輕人與兒童身上見到。絕望隱藏在學校課堂上的「生存遊戲」背後，或是就在那些惡名昭彰的「狂飲」行為（迅速而粗暴地攝取酒精以求昏迷）裡。它也會藏身在胃口喪失，乃至於自願停止進食等現象的背後。這可見於感到孤單、失落或遭遺棄的老年人之間。

絕望是失去自我意識、失去創造能力，無法期許自己耕耘未來。它是「存在理由」的失落，也是深刻的孤單與完全沒有出路的感受。個人再也無法看到未來的自己，未來對他而言已不存在。他所做的，他之所以成為的，以及他掌握的基本脈絡，再也無法滋養他的形象，也不再讓他認為有足以產生的價值或存在的理由。

在此，根據傳統中國醫學的説法，我們處理的是由降生的靈魂所帶來的個體意識與個人價值的問題。這些問題對於規劃未來，與感到自己「準備好」要形成生涯計畫的能力至關重要。這些能力敗壞，甚至更糟的狀況是這些能力從未存在，將會摧毀一切存在的理由。那要怎麼將自己投射於未來？如何讓自己正面向前？又要怎麼感到自己是有價值，或有個「存在這裡」的理由呢？

這種體驗帶來困難，有時甚至難以忍受，因為受影響的人會產生一種無人傾聽或無人理解的感受。毫無疑問的，每次他嘗試這方面的探索時，人們總會看輕這種苦難，甚至完全予以忽視。其他人總是被日常瑣事的旋風捲走，無一人可傾聽——至少在他眼裡看來是這樣的。

絕望能摧毀年齡光譜的兩端——老年人與年輕人（青少年、學生），因為就是這些人最需要交流與溝通。年輕人有此需要，是因為要走入充滿未知的人生時，還有著恐懼、無知或困難。老年人則是對在地平線上無比清晰可見的未來遠景感到恐懼，在面對大限時，必須不感到那麼孤獨，藉以得到安慰。

因此，絕望並不是一種生理性的病徵。它是靈魂的裂縫，要用愛來治療，需要能在別人眼中見到對自己的愛。「無條件」的傾聽不會停留在簡單的事實上，而會摧毀它的貧乏。要去傾聽感受那些超越詞彙的事物，縮小範圍並予以還原，聽見情感的期許、體驗的空虛、對安慰的需求。它是嘴巴的沉默與雙眼的表情，觸碰或擁抱的柔軟與溫和，是無條件接納的溫暖。

去討論或推斷絕望的「理由」都屬無稽。必須在場，並保證一直都會在。不須貶低那些理由，只須傾聽那些超越字詞的事物。這是一份深刻而持久的工作，最重要的是需要給絕望的人支持的點、錨定的點。對這份工作而言，身體可以是一個卓越的媒介，因為它並沒有充斥著無數字彙，而是由感受所滋養。由身體進行的工作因而是一種關鍵性的回應方案。按摩、指壓、反射療法就是這類方案，它們的組織與編排使其能找出每一個體各有不同的正確施力點。它們能緩解緊張與累積的阻塞，也能促使愉悅與滿足的賀爾蒙分泌，像是催產素或血清素等。

在基礎的整地工程後，最重要的就是要理解在個人身上發生過的事。我們能因此重新啟動生命之流，保護自己、思考將來，保留一種對未來的意識，其中有自己的位置，也有自己能扮演的角色。這種自我意識，需要的是均衡的能量與意識，而有時，這些都會受到嚴重的生理與心理傷害。不久前，我們才剛度過的公衛危機，就是個充滿負面影響的例子。呼吸道問題、口罩、封城、緊閉、禁止移動進而封鎖國土、隔離、孤獨、認同平板化、持續不斷地攻擊與威脅、過低的津貼否認存在價值等，所有社會的與社會性的脈絡都具有毀滅性的特質，驅使許多人落入絕望。

要重建均衡，得要回應關於意義的問題。而這個回應就在我們之中，在我們的最深處，就算我們有時無法得見，或難以尋得。自我價值與自我意識需要指引的星光，而這種光亮需要個人重新振作。在這樣的條件下，才能接受「更好的未來只需要自己努力去創造就好」這樣的念頭……

另外，值得注意的是，在傳統中國醫學裡，承載這種價值、對未來的意識，以及自我保存的能量，就在於手太陰肺經。正是在這條經脈上，「切開，與死亡（和致死性）切割，並切除所有已死之物」。它讓人能踏出下一步，「向前眺望」。

這是個美好的計畫，不是嗎？日本神話中有著與此概念相關的展現，此即天照大神的傳說。天照大神是承載著太陽與光明的女神，卻對人類的行為特別失望，她因而決定隱避至洞穴深處。此時，她其實仍帶著光明，結果陰暗侵蝕了世界。人類自然受陰暗所苦，請求天照大神改變決意卻不果。人們依舊無望地堅持，在岩洞入口前紮營，不停地尋找能讓天照大神出洞的理由。一段時間後，有位女性提出一個點子，主張不須改變天照大神的意旨，而應該試著讓她產生出洞的想法。她促使在場的人類歌唱、歡笑，在洞前升起火以照明、取暖。一點一點地，天照大神被歌聲與笑聲吸引，想知道是出自什麼原因。她走出洞口，光明於焉回到大地，而這都要感謝笑聲與歌聲，以及相應而生的生命之樂。誠哉斯言！

● 癌症、惡性腫瘤

這是細胞在特定部位的無限制增生。如果及早發現，這個疾病能在開始時就割除，否則便會轉移。有機體會逐漸被乘著血液系統蔓延的癌細胞背叛，在身體的不同部位建立殖民聚落，破壞周圍的細胞。

有鑑於這種疾病的嚴重性，我想要提醒一下疾病進程的主要特質：

- 失序開始時是隱密、無意識而無痛感。
- 細胞指標的喪失帶來無限制的發展。

● 藉由血液或淋巴循環汙染組織。
● 透過殖民聚落的建立來入侵組織。
● 藉由接觸區域的「破牆」來建立聚落。
● 若不介入，將會自我毀滅，並走向死亡。

在前文裡，我們有啟動一切並準備疾病的心理程序。個體在情緒或感情受到創傷時（或二度傷害），他將這個創傷放在心底，他阻止了真相的表達或不知道自己受的苦，或是更嚴重的失去指標、信仰或其幻象的深層毀滅。創傷就像入侵，並對內在結構進行破壞，而這道震波將會一點一點地在個人的心理結構中深植。個體內在的成長將會逐步失去一切指標，對於存在的結構而言，成為混亂且具有「自殺性」的過程（與極少、造成癌症的「過敏」程序相反）。這些過程會逐步侵食生活的樂趣，而情緒（循環系統）也會一點一點地孕育出創傷的記憶，逐漸讓感受或情緒在體內布下地雷。這是無意識的，隱密而無痛感的，直到有一天一切「爆炸」並宣布勝利。

因此，癌症是我們內在均衡方程式的毀滅，它所表達的訊息，會與癌症首先發生的區域有關。它常會轉化成悔恨，或我們不能、不願結痂的、與罪咎感有關的傷口。它是某種面對人生、無意識失敗時的自我懲罰。我錯過了什麼？我為了什麼懲罰自己？為什麼我如此深刻地厭惡自己？

無論如何，我們面對的都是內在主宰發出的最後一聲叫喊，因為其他一切都已經宣告失敗。

生理或心理殘疾

殘疾的問題太嚴重，無法用幾行文字就「解決」，但我相信，為它尋求一個意義仍然是很重要的。就算這不能消解它們造成的任何困難、痛苦與問題，但至少可以幫助我們，無論殘疾與否，都不再將殘疾的經歷視為宿命或命運，而是一種挑戰，或許有點過度、瘋狂、痛苦或不公平，但它確實如此。

殘疾是神在為了實現自己生命之道所選擇的結構限制，這些結構限制有些會相當艱難或使人不快，我們可以出生在一個國家、一個家庭、一個文化或一個時代，根據我們的實驗所需，它們有可能輕鬆，也有可能困難。出生就有一個殘疾的身體，或因意外造成了殘疾，也是這種降生選擇的一部分。

但我堅持給予這一切意義。生命並非用來懲罰我們的，我對那些表示我們是來贖罪的文字或念頭感到氣憤。殘疾並不是**懲罰**，而是**障礙**，因此文字給予它的詮釋極其重要，因為其一，懲罰象徵著我們並不「良好」，但是請注意，我們在比賽中會給誰更多的障礙？當然是給那些更強的人！生命既不惡劣也不墮落，它根據能力賜予，所以當它給我們險峻的任務，是因為它知道我們有能力（也需要）超越。它依照我們的能力給予挑戰，帶領我們超越。

因此，出生時的殘疾是業的記憶，來自先天，但意外造成的殘疾則是無意識的選擇。而這總是被有力、強壯的存在所「選擇」的生命挑戰，這是一種「必須」的受用，屬於一種朝向和平、接受與對生命的愛——對**他的生命的愛**，儘管是存在於讓我們覺得極為「醜陋」的身體部位之中。這讓我們更能理解健全者觀看殘疾者的眼光裡或許有的不舒服感，特別是那些每天抱怨自己生活的健全者。

在生命給我的課程中，有一項不斷在我心裡騷動。在我遭遇許多困擾的一段時間裡，某天我走在路上，我邊走路邊重複自己黑暗的念頭，直到我的眼光遇上一位小女孩的眼光，她向我走來並給我一個燦爛的微笑。我被某種閃電般的情緒穿透，因為這位小女孩是黑人（就像我的念頭）而雙腿有著殘疾（而我有的是關係上的問題）。她拄著拐杖用義肢行走，但她給予我的形象，是儘管她有一切理由質疑生命，卻仍然閃耀著生活的喜悅與光明。多大的一個耳光，多好的一堂課，讓我靈光一現地理解了生命的語言及訊息。這是殘疾教會我的一堂課。我定期會收到一個殘疾人士團體的作品目錄，他們「用嘴或腳來梳頭」，因為他們沒有或失去了雙手，有時還有雙腿。而他們製作的每幅畫作或每個物件，永遠乘載著生命、樸實、愛與希望。

因此，殘疾是讓那些做出選擇的人予以超越的降生選項，但同時也是讓我們所有「健全者」成長的機會。它要讓我們學習愛、包容、接納與謙遜。

我們將在一個簡要的圖表中歸結軀體／精神的互動。你將見到人體不同部分所有的重要象徵軸線，並從中獲得一種用來找出各種不適所代表意義的方式。我將用一句中國諺語做個簡單的總結：**「跌倒並非腳犯了錯。」**

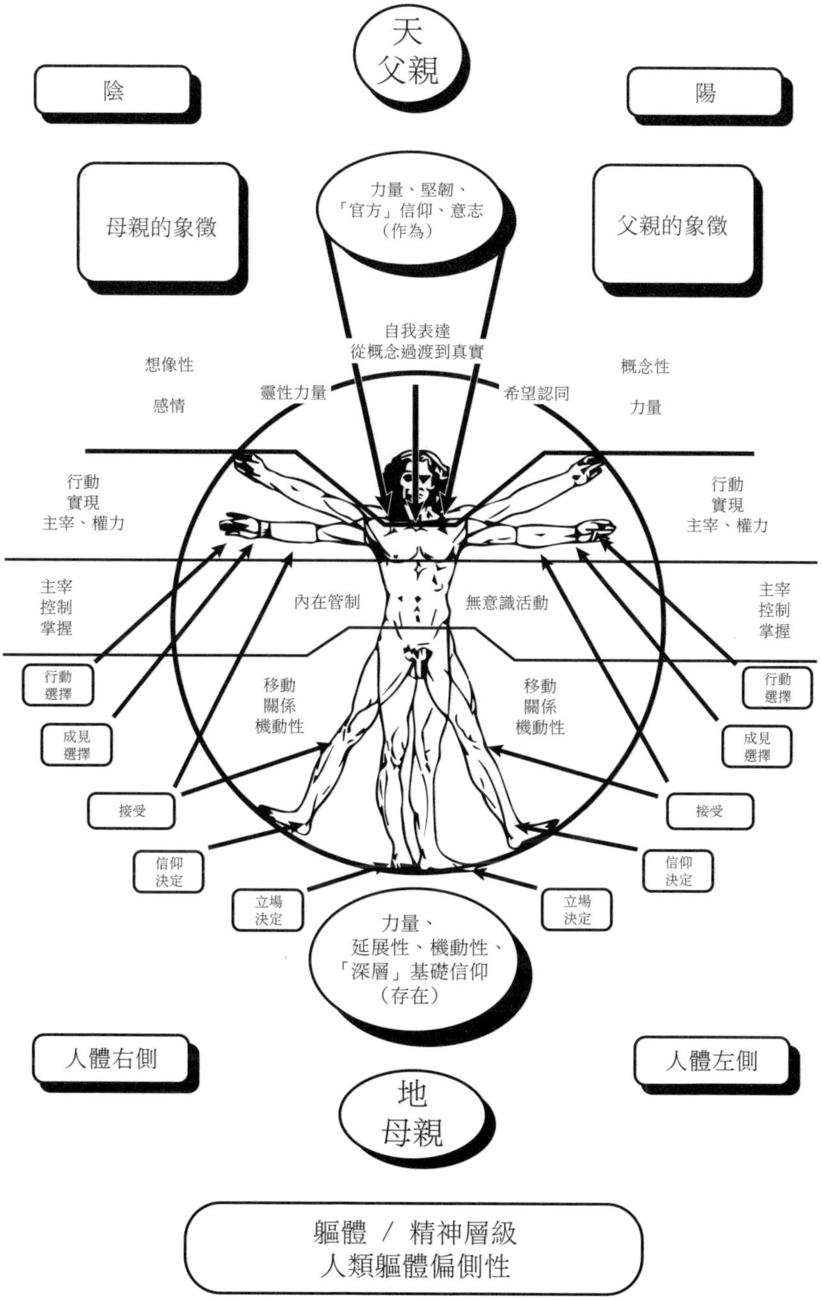
天
父親
陰
陽
母親的象徵
力量、堅韌、
「官方」信仰、意志
（作為）
父親的象徵
自我表達
從概念過渡到真實
想像性
感情
靈性力量
希望認同
概念性
力量
行動
實現
主宰、權力
行動
實現
主宰、權力
主宰
控制
掌握
內在管制
無意識活動
主宰
控制
掌握
行動
選擇
行動
選擇
成見
選擇
成見
選擇
移動
關係
機動性
移動
關係
機動性
接受
接受
信仰
決定
信仰
決定
立場
決定
立場
決定
力量、
延展性、機動性、
「深層」基礎信仰
（存在）
人體右側
人體左側
地
母親
軀體 / 精神層級
人類軀體偏側性

「直到今日成為明天前，我們不會知道現在的好處。」

——中國諺語

結語

我想要為這本書做的結語，其實更像是一段引介。我最珍貴的希望是，這本書能透過我提出的不同視角，為讀者引介生命，以及生命中的信心。見到身體上出現某些書裡說過的現象，以及沒有什麼是純屬偶然，能讓人懼怕或相信宿命，就像煉金術師保羅·科爾賀說的：**「如果天賜我等未來的知識，乃因它應該改變。」**意思是我們必須了解，如果生命不斷與我們溝通，藉由身體表達有什麼地方出了問題，這也是因為我們能因此改變的關係。

一切進化，都從我們意識到它是什麼，以及它能做什麼開始。這個不可或缺且必要的階段，能透過我們理解內在主宰的訊息而啟動。當我們簡化他人或自己的痛苦，並說「都是因為那些理由，是因為他選擇如此生活」時，這是簡化了我們的生命，且相當愚蠢的行為，這也讓個體的意識受到宿命化的負面影響，使他無法在深層記憶與無意識上有所改變。每個人都無法對自我及他人的降生與生命選擇予以評論，我們對「生命法則」的遵循也無法被任何人評斷，因為沒人知道前後脈絡。讓每個人各自工作，世界就會繼續運轉。孟子常說：**「人最大的錯誤，就是拋棄自己的田地，卻去搶奪別人田裡的麥子。」**這裡頭包括兩個想法，第一個對應於「見到別人眼中的麥桿」[12]，第二個則是想要改變他人或因「相信是在幫助他們」而代他們行事的常見錯誤。我們對於交付給我們的生命需要負首要責任，若能管理得更好，我們的影響自會壯大，也能改變世界。

就算我們自信能理解靈魂的話語，**意識行為**也沒辦法讓身體的不適如奇蹟般消失，它總是要伴隨**意識覺醒**的工作，深層並誠懇地反省我們在生命中的行為與立場。我們除了含括有時痛苦的改變，以釋放我們之中造成痛苦的「壞」的濃縮能量，另外還需要接受到來的訊息及其象徵，並絕對要避免在**「傾聽自我及身體」**與**「只聽自己的話」**之間可能的模糊。

傾聽自我及身體，是準備好接受內在主宰的訊息，好改變並盡一切努力以求「成長」的階段，這個結果會跟之前正好相反，生命中的緊張與痛苦會越來越少，因為我們將能與自己進行更好的溝通。我們與外界的交換，也因為不再為了排除緊張、壓力或情緒而感到煩擾，將越來越豐盛並乘載著「真實」。

在啟動解放程序，逆轉體內所發生的事情，引導我們朝向「治癒」的這條路上，有時漫長。他人（朋友、醫師、心理師、治療師、精神導師）時常能幫助我們，有時甚至能**治療**我們，但我們卻是唯一能**治癒**自己的人。如果病症輕微，治癒可以簡單而迅速，但如果病入膏肓，甚至被認為無法治療，就會更為困難，但這一切都決定於我們心底深處，認為自己能不能被治癒。這個決定，在一切有意識之外，無法被人性或情緒所預期或理解。我們相信自己將要成功的懇切信仰，將會對我們的解放工作有所幫助。最後一個元素，是一些位在我們深處無法被定義的事物，神奇的力量時常在此甦醒，每天都創造許多奇蹟，它就是「生命」。

對這些種種，我們應該深思並保留在自己體內，像是在顛簸的生命道路上的一個出口、一座燈塔，願大家在前進的路上一路順風。

12 語出《聖經·馬太福音》第7章第3節，中文常見翻譯為「看見你弟兄眼中有刺」。

疼痛的隱喻

透視疾病背後的情緒、壓力與痛苦（增修新版）

Dis-moi óu tu as mal, je te dirai pourquoi

作者｜米歇爾・歐杜爾 Michel Odoul
譯者｜劉允華
社長｜陳蕙慧
總編輯｜戴偉傑
主編｜李佩璇
特約編輯｜李偉涵
編輯協力｜涂東寧
行銷企劃｜陳雅雯、余一霞
封面設計｜萬亞雰
內頁排版｜簡至成
讀書共和國出版集團社長｜郭重興
發行人兼出版總監｜曾大福
出版｜木馬文化事業股份有限公司
發行｜遠足文化事業股份有限公司
地址｜ 231新北市新店區民權路108-3號8樓
電話｜ (02)2218-1417
傳真｜ (02)2218-0727
Email ｜ service@bookrep.com.tw
郵撥帳號｜ 19588272木馬文化事業股份有限公司
客服專線｜ 0800-221-029
法律顧問｜華洋國際專利商標事務所｜蘇文生律師
印刷｜中原造像股份有限公司

三版｜ 2022年09月
定價｜ 380元
ISBN ｜ 9786263141209（紙本）
9786263142800（EPUB）
9786263142794（PDF）

國家圖書館出版品預行編目（CIP）資料

疼痛的隱喻：透視疾病背後的情緒、壓力與痛苦 / 米歇爾．歐杜爾 (Michel Odoul) 著；劉允華譯. -- 三版. -- 新北市：木馬文化事業股份有限公司出版：遠足文化事業股份有限公司發行, 2022.09
304　面；17 X23　公分
譯自：Dis-moi óu tu as mal, je te dirai pourquoi
ISBN 978-626-314-120-9(平裝)

1.CST: 心身醫學 2.CST: 心靈療法

415.9511　　111000294

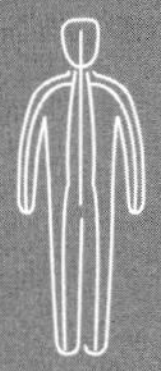

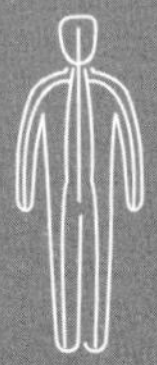